Vasantha Esther Rani
Ashwini Saras

Desenvolvimento do software "Dia Diet@Ease" para diabéticos

Vasantha Esther Rani
Ashwini Saras

Desenvolvimento do software "Dia Diet@Ease" para diabéticos

ScienciaScripts

Imprint

Cover image: www.ingimage.com

This book is a translation from the original published under ISBN 978-3-659-84788-2.

Publisher:
Sciencia Scripts
is a trademark of
Dodo Books Indian Ocean Ltd. and OmniScriptum S.R.L publishing group

120 High Road, East Finchley, London, N2 9ED, United Kingdom
Str. Armeneasca 28/1, office 1, Chisinau MD-2012, Republic of Moldova, Europe
Managing Directors: Ieva Konstantinova, Victoria Ursu
info@omniscriptum.com

Printed at: see last page
ISBN: 978-620-3-37332-5

ÍNDICE DE CONTEÚDOS

DESENVOLVIMENTO DE UM SOFTWARE *"DA DIET @ EASE" SOBRE A* DIETA CONSELHOS PARA DIABÉTICOS

por

***Dr.ª Vasantha Esther Rani e B.S.Ashwini Saras**

^Professor associado e diretor

PG Departamento de Ciências Domésticas com Biotecnologia Alimentar

Colégio Fátima (Autónomo)

(Colégio com Potencial de Excelência)

Afiliado à Universidade de Madurai Kamaraj

LISTA DE ABREVIATURAS

IDDM - Diabetes Mellitus Insulino-Dependente

NIDDM - Diabetes Mellitus não insulino-dependente

GDM - Diabetes Mellitus Gestacional

MODY - Diabetes de Início na Maturidade dos Jovens

DMR - Diabetes Mellitus relacionada com a malnutrição

IBW - Peso corporal ideal

IMC - Índice de Massa Corporal

CD - Disco Compacto

PC - Computador pessoal

BSE - Antes da exposição ao software

ASE - Após a exposição ao software

Capítulo 1

INTRODUÇÃO

As aplicações informáticas multiplicaram-se tão rapidamente que o coração da sua tecnologia - minúsculos chips milagrosos - toca agora quase todos os aspectos das nossas vidas. A literacia informática está a tornar-se cada vez mais essencial, não só na nossa vida pessoal, mas também na prática profissional. No domínio da saúde e dos cuidados nutricionais em particular, os sistemas de informação de gestão requerem tanto o desenvolvimento de componentes para satisfazer as nossas necessidades diárias de nutrientes como a nossa capacidade de os utilizar com competência e sabedoria (Srilakshmi, 2006).

O computador pode ajudar o nutricionista clínico a tornar-se um profissional produtivo, proeminente e indispensável. Os programas atualmente disponíveis efectuam a análise dos nutrientes ingeridos na dieta, ementas e receitas; oferecem formas simples de avaliação nutricional e proporcionam aplicações educativas. Existem muitas possibilidades de novas aplicações (Karbeck, 1985).

O sistema informatizado de avaliação dietética foi desenvolvido em hospitais, para ajudar os nutricionistas no cálculo de rotina da ingestão de nutrientes dos pacientes, como um componente da avaliação nutricional clínica. O programa foi concebido para a avaliação dietética de pacientes hospitalizados e de pacientes ambulatórios e para facilitar o ensino de estudantes sobre a gestão dietética de problemas de nutrição médica. Para atingir os objectivos do programa, os esforços foram dirigidos para o desenvolvimento de software, com flexibilidade para satisfazer as necessidades de uma grande variedade de utilizadores. O programa tem sido bem aceite e utilizado por nutricionistas hospitalares em várias áreas clínicas, para estabelecer objectivos dietéticos, monitorizar o progresso e educar os doentes

(Sharp e Ahmed, 1983).

A rápida penetração dos computadores nas instituições académicas e industriais aumentou paralelamente o número de cientistas e investigadores que concebem o seu próprio software . O software tornou-se parte integrante de quase todos os sectores da vida quotidiana (Ranjit e Chandra, 1984).

A diabetes mellitus é uma das doenças endócrinas mais comuns, um problema omnipresente que afecta a sociedade humana em todas as fases do seu desenvolvimento. Tornou-se uma das principais causas de morbilidade e mortalidade nos tempos actuais (Sharma *et al.,* 2007).

Devido à industrialização, ao desenvolvimento socioeconómico, à urbanização e à alteração do estilo de vida, verifica-se um aumento da prevalência da doença nos países em desenvolvimento (Zimmet, 1992).

A diabetes mellitus é uma doença metabólica de etiologia múltipla caracterizada por hiperglicemia crónica associada a uma perturbação do metabolismo dos hidratos de carbono, das gorduras e das proteínas. Estas anomalias são consequência de uma secreção inadequada de insulina, de uma deficiência de insulina ou de ambas (Geissler *et al.*, 2007).

As células do corpo captam a glicose do sangue e queimam-na para obter energia. A entrada de glicose na célula é controlada pela insulina, uma hormona pancreática que actua como uma chave. A diabetes mellitus ocorre devido à insuficiência da secreção de insulina ou à diminuição da atividade da insulina, pelo que a glicose não consegue entrar nas células e o seu nível aumenta no sangue (Andreeli, 2000). Uma vez que a insulina é produzida pelas células P dos ilhéus de Langerhans, qualquer redução no número de células funcionais diminui a quantidade de insulina que pode ser sintetizada (Srilakshmi, 2007).

Em todo o mundo, a diabetes é responsável por mais de um milhão de amputações por ano, por uma grande percentagem de cataratas e por, pelo menos, cinco por cento da cegueira mundial devida a doenças diabéticas da retina. A diabetes é a principal causa de insuficiência renal nos países desenvolvidos e é responsável por enormes custos de diálise. O risco de doença cardíaca e de acidente vascular cerebral é significativamente mais elevado nas pessoas com diabetes (Ashok Kumar Das *et al.*, 2008).

Existem vários tipos de diabetes. Os mais comuns são o tipo I e o tipo II. No tipo I, a insulina não pode ser produzida pelo pâncreas e, por isso, a administração de insulina é necessária para a sobrevivência. Pode ocorrer em qualquer idade, principalmente durante a primeira infância. Os doentes com diabetes de tipo I desenvolvem cetoacidose (Mahtab *et al.*, 1992). No tipo II, a insulina pode ser produzida pelo pâncreas, mas a sua ação é prejudicada. Esta forma ocorre principalmente em adultos e a pessoa tem normalmente excesso de peso. A acidose é pouco frequente (Srilakshmi, 2007).

Estima-se que a prevalência global da diabetes aumente de 4% em 1995 para 5,4% no ano 2025. A Organização Mundial de Saúde previu um aumento da prevalência da diabetes de 42% (51 a 72 milhões) nos países desenvolvidos e de 170% (84 a 288 milhões) nos países em desenvolvimento. Segundo as estimativas actuais, pelo menos 150 milhões de pessoas em todo o mundo sofrem de diabetes, dois terços das quais vivem em países em desenvolvimento (Gruber *et al.*, 1997).

A Federação Internacional da Diabetes publicou recentemente resultados que revelam que, em 2007, o país com o maior número de pessoas com diabetes era a Índia (40,9 milhões), seguida da China (39,8 milhões), dos EUA (19,2 milhões), da Rússia (9,6 milhões) e da Alemanha (7,4 milhões) (International Diabetes Federation, 2007).

A população indiana mostrou que os principais factores de risco para a elevada prevalência da diabetes mellitus de tipo II são a predisposição genética, a resistência à insulina, a obesidade, a obesidade central (maior adiposidade abdominal), a urbanização com alteração dos hábitos alimentares, como a cultura da comida rápida e o estilo de vida sedentário. A OMS comunicou recentemente que o total de diabéticos na Índia em 2000 era de 31,7 milhões e que é provável que este número aumente para 79,4 milhões até 2030 (Rau *et al.*, 2008).

Estudos epidemiológicos mostram que a prevalência da diabetes é particularmente elevada nas zonas urbanas da Índia. Estes inquéritos revelaram que os indianos que vivem nas zonas urbanas do país têm uma prevalência de diabetes semelhante à dos indianos migrantes que vivem noutros países . Verificou-se também um aumento da prevalência da diabetes ao longo do tempo, especialmente nas populações urbanas. Por exemplo, estudos efectuados no sul da Índia mostraram que a prevalência da diabetes em adultos nas zonas urbanas tinha aumentado de 5% para 13,9% em 19 anos (Ramachandran, 2002).

A Índia está assim designada para se tornar a "Capital Mundial da Diabetes". O aumento global da diabetes deve-se à população, ao envelhecimento e ao crescimento, bem como às tendências crescentes para a obesidade, as dietas pouco saudáveis e os estilos de vida sedentários (Ashok Kumar Das *et al.*, 2008).

A compreensão e a gestão da diabetes tornaram-se um desafio e uma complexidade, uma vez que a doença em si é multifatorial. Neste cenário, a sensibilização e a educação nutricional, juntamente com o tratamento farmacológico, desempenham um papel muito importante na tranquilização e no reforço da confiança do doente para levar uma vida quase normal (Mohan *et al*, 1995).

Para além dos medicamentos, da dieta e do exercício, a educação e a sensibilização da comunidade têm um contributo significativo para a gestão adequada da diabetes. Uma alimentação correta é essencial para quem vive com diabetes. O controlo dos níveis de glicose no sangue é o único objetivo de um plano alimentar saudável para as pessoas com diabetes. Uma dieta para as pessoas com diabetes deve também ajudar a atingir e a manter um peso corporal normal, bem como a prevenir doenças vasculares, cardíacas e que são complicações frequentes da diabetes.

Não existe um plano de dieta prescrito para as pessoas com diabetes. Em vez disso, os planos alimentares são adaptados às necessidades, horários e hábitos alimentares de cada indivíduo. Um plano de dieta para a diabetes também deve ser equilibrado com a ingestão de insulina e medicamentos orais para a diabetes. Em geral, os princípios de uma dieta saudável para a diabetes são os mesmos para toda a gente. Recomenda-se o consumo de uma variedade de alimentos, incluindo cereais integrais, leguminosas, produtos lácteos magros, frutas e legumes ricos em fibras, aves e peixe, para se conseguir uma dieta saudável (Stoppler e Mathur, 2003).

Embora não exista atualmente uma cura para a diabetes mellitus, esta pode ser controlada com sucesso através de um plano de tratamento dietético ativo. Alguns exemplos actuais de globalização na educação são a aprendizagem baseada na Web, a utilização da Internet na aprendizagem e na investigação, o Programa de Intercâmbio Internacional, a parceria internacional e a videoconferência no ensino e na aprendizagem a nível de grupo, de turma ou individual (Paneerselvam, 2004).

O software tornou-se parte integrante de quase todas as aplicações da vida quotidiana que envolvem sistemas baseados em computador. O software existe em todo o lado, seja na educação, nos cuidados de saúde, no lazer, nas finanças, no desporto, na ciência, na investigação, nas empresas e no governo (Sathish e Nisha, 2003). A digitalização das tecnologias da informação e da comunicação tornou possível a conceção, o desenvolvimento, o fornecimento, a gestão e o acesso ao processo de aprendizagem e formação. A rápida disseminação da tecnologia da comunicação proporcionou muitas ferramentas para fazer a ponte entre a informação e o aprendente (Gnanam, 2004).

"Learning Diabetes" - um pacote de aprendizagem multimédia para doentes, oferece a oportunidade não só de aumentar a aprendizagem e melhorar a autogestão das pessoas com diabetes, mas também de aumentar a compreensão por parte daqueles que cuidam delas, profissionais e não profissionais (Dav, 1997).

A mais recente das revisões (Brug *et al.*, 2003) sugere que o futuro da educação nutricional adaptada por computador reside na tecnologia interactiva, como os programas interactivos baseados no PC ou na Web, que oferecem feedback imediato aos utilizadores e permitem que estes sigam percursos educativos baseados nos seus interesses e respostas, para além de oferecerem feedback impresso.

Com este pano de fundo, o investigador sentiu que, desenvolver um software ideal para emanar informações sobre diabetes mellitus e listar todos os planos de menu possíveis para o requisito calórico individualizado seria um grande benefício para os diabéticos nesta era do computador. É necessária uma iniciativa global concentrada para enfrentar a epidemia de diabetes. Assim, o desenvolvimento do software para a diabetes é uma forma de fornecer um serviço completo de gestão da doença que pode ser a solução mais útil para enfrentar os desafios dos cuidados convencionais (Tang *et al.,* 2003).

Assim, com este pretexto, o presente estudo, intitulado "Desenvolvimento de um software de aconselhamento dietético para diabéticos", foi realizado com os seguintes objectivos

> Desenvolver um software para fornecer informações gerais sobre a diabetes mellitus e sensibilizar os indivíduos hiperglicémicos para a diabetes.

> Avaliar o estado de doença dos indivíduos selecionados e transmitir conhecimentos

sobre cuidados dietéticos durante a doença.

> Implementar o software desenvolvido em indivíduos hiperglicémicos selecionados e avaliar a eficácia do software desenvolvido nos indivíduos selecionados.

Capítulo 2

REVISÃO DA LITERATURA

A revisão da literatura para o presente estudo, intitulado **"Desenvolvimento do software 'Dia Diet @ Ease' para aconselhamento dietético dos diabéticos"**, é abordada nas seguintes rubricas.

2.5.7 DROGAS

2.5.8 INFECÇÃO

2.6 COMPLICAÇÕES DA DIABETES MELLITUS

2.6.1 DOENÇA CARDIO-VASCULAR

2.6.2 PRESSÃO SANGUÍNEA

2.6.3 NEFROPATIA

2.6.4 NEUROPATIA PERIFÉRICA

2.6.5 RETINOPATIA

2.7 PREVENÇÃO E GESTÃO

2.7.1 OBJECTIVOS DA GESTÃO DIETÉTICA NA DIABETES MELLITUS

O grande aumento da quantidade de informação no domínio da medicina levou a que se procurassem melhores meios de lidar com o vasto acervo de conhecimentos. A criação de especialidades em resposta à necessidade acima referida atingiu o seu limite de utilidade, uma vez que cada vez mais factos se acumulam numa só especialidade. Os computadores parecem ser um instrumento eficaz para resolver este problema. Atualmente, estão a ser cada vez mais utilizados no tratamento de doentes com diabetes (Ajay sood, 1989).

2.1 PAPEL DOS COMPUTADORES OU DOS PROGRAMAS INFORMÁTICOS NA GESTÃO DA DIABETES.

Vários estudos demonstram uma maior adesão dos doentes e dos médicos e um melhor controlo da diabetes com a utilização de computadores na gestão da Diabetes Mellitus (Gardner *et al.,* 1985). A utilização de computadores está a tornar-se mais popular entre os doentes diabéticos (Niihara *et al.,* 1987).

Para gerir a doença com sucesso, os doentes devem ser capazes de definir objectivos e tomar decisões diárias frequentes que sejam eficazes para se adaptarem aos seus valores e estilos de vida, tendo simultaneamente em conta múltiplos factores fisiológicos, pessoais e psicológicos. As estratégias de intervenção podem permitir que os doentes tomem decisões sobre objectivos, opções terapêuticas e comportamentos de autocuidado. Ajudam os doentes a assumir a responsabilidade pelos seus próprios cuidados diários com a Diabetes (Martha *et al.*, 2004).

Atualmente, existe uma lacuna entre a promessa e a realidade dos cuidados com a Diabetes. As intervenções práticas que facilitam as relações de colaboração e promovem práticas centradas no doente são a chave para colmatar esta lacuna (Rubin *et al.*, 2002).

Os cuidados com a diabetes tornam-se então numa colaboração entre iguais. Os profissionais trazem conhecimentos e experiência sobre a Diabetes e o seu tratamento e os doentes trazem conhecimentos sobre as suas vidas e sobre o que funciona para eles. Para implementar esta abordagem de forma eficiente, os doentes precisam de educação concebida para promover a tomada de decisões informadas e os prestadores de cuidados de saúde precisam de praticar de forma a apoiar os esforços dos doentes para se tornarem auto-gestores eficazes (Funnel *et al.*, 2003).

A educação para a auto-gestão da diabetes é a base essencial da abordagem de capacitação e é necessária para que os doentes possam gerir eficazmente a diabetes e tomar decisões (Brow, 1999). Com base na tecnologia de simples lembretes, os sistemas de informática clínica podem agora fornecer apoio à decisão em tempo real, baseado em provas, aos prestadores de cuidados de saúde durante os encontros com os doentes. Os sistemas informáticos de apoio à decisão (CDSS) podem melhorar os cuidados de saúde através da interação com os prestadores de cuidados de saúde para modificar as decisões diagnósticas e terapêuticas (Richard *et al.*, 2002).

Os sistemas informáticos têm a capacidade de recolher, analisar e apresentar informações clínicas aos prestadores de serviços de uma forma abrangente e eficiente e de acompanhar os cuidados globais de uma população, independentemente das visitas dos prestadores de serviços (McDonald *et al.*, 1996).

Os programas bem sucedidos devem abordar o papel fundamental que os doentes desempenham na gestão da sua doença. As inovações nos sistemas integrados de cuidados devem ser validadas em ensaios controlados bem concebidos. Em última análise, adoptando uma abordagem baseada na população e integrando os muitos benefícios que os modernos sistemas de informática clínica podem proporcionar, podemos melhorar consideravelmente a abordagem ineficiente e ineficaz que prevalece nos cuidados da Diabetes (Lobach e Hammond, 1997).

Na era moderna dos cuidados com a Diabetes, dispomos de uma infinidade de ferramentas de gestão da Diabetes , bem como da capacidade de diagnosticar e modificar o curso das complicações crónicas. A melhoria dos resultados e a redução dos custos dependerão, por conseguinte, do reforço das capacidades dos médicos para prestarem cuidados eficazes à Diabetes (Michael Spero *et al.,* 1998).

A utilização de software de gestão da Diabetes permite ao consumidor assumir um papel proactivo nos seus cuidados pessoais. Permite aos doentes identificar facilmente os padrões e tendências da glicose para os ajudar a gerir a sua diabetes. Em suma, o software de gestão da diabetes é uma ferramenta que o ajudará a seguir e a analisar os dados relacionados com a diabetes, para que possa fazer alterações e controlar a sua diabetes (John Hughes, 2006).

Foi desenvolvido um programa de Aprendizagem Baseada em Computador (CBL) para a gestão da diabetes e a usabilidade do programa CBL foi geralmente encorajadora e os participantes estavam familiarizados com os materiais de auto-aprendizagem. O programa CBL foi considerado um programa multimédia interativo e de fácil utilização para a gestão da diabetes (Chaikoolvatana e Haddawy, 2006).

Foi produzido um programa multimédia para pessoas com diabetes insulinodependentes e não insulinodependentes, que foi disponibilizado em CD-ROM. O programa é robusto e parece ir ao encontro das necessidades educativas pela sua extensão de interatividade, grau de escolha para o utilizador e fornecimento de informação baseada na experiência real do doente. É facilmente utilizado e modificado para ir ao encontro de utilizadores com diferentes necessidades socioculturais; oferece a oportunidade não só de uma maior aprendizagem e de uma melhor autogestão para as pessoas com diabetes, mas também de uma maior compreensão por parte daqueles que cuidam delas, ou seja, profissionais e não profissionais. Utilizando o mesmo enquadramento, estão a ser desenvolvidos programas para outras doenças crónicas, incluindo a asma e a hipertensão (Day *et al.,* 1997).

O pacote multimédia em CD-ROM, "Take charge of Diabetes", foi considerado exato, fácil de utilizar e agradável pelos clientes e profissionais de saúde. Os participantes percepcionaram um aumento significativo dos conhecimentos após completarem cinco módulos (Castaldini *et al.,* 1998).

O desenvolvimento de um pacote de instruções assistidas por computador sobre a Diabetes Mellitus tornou-se uma ferramenta informática auto-adaptável que é muito versátil e pode ser utilizada como um auxiliar de ensino. As representações visuais interactivas permitem que os alunos comuniquem as suas ideias de forma mais eficaz e informativa (Vanitha, 2005).

A pessoa que vive com diabetes deve aprender métodos de auto-cuidado. Para o conseguir, a pessoa deve ser capaz de compreender o material apresentado. Os programas CAI proporcionam uma forma individualizada, interactiva e interessante de aprender sobre a diabetes e os autocuidados, utilizando efeitos visuais e áudio para apoiar o texto escrito. A CAI pode proporcionar um elemento de entusiasmo que não está disponível noutros métodos convencionais. O programa CAI desenvolvido melhorou a auto-confiança e a autoestima

(Saltmarc *et al.,* 1998).

No passado recente, a iniciativa da globalização, da liberalização e do desenvolvimento da tecnologia da informação e da comunicação trouxe mudanças ao sistema educativo. A comunicação baseada na tecnologia ultrapassou todas as barreiras de acesso à informação e uniu o mundo numa aldeia global (Raja, 2004).

Os computadores estão a ser utilizados como um sistema de ensino. Para alcançar a eficácia educativa, é importante que os educadores adoptem um método de ensino eficaz com a ajuda de tecnologia avançada que se adapte ao estilo de aprendizagem dos indivíduos (Johnson *et al.*, 2000).

Assim, a rápida penetração dos computadores nas instituições académicas e industriais fez aumentar paralelamente o número de cientistas e investigadores que concebem os seus próprios programas informáticos. O software tornou-se parte integrante de quase todos os sectores da vida quotidiana (Chandra Ranjit, 1984)

2.2 DIABETES MELLITUS

Diabetes Mellitus é o nome de um grupo de doenças graves e crónicas que afectam o metabolismo dos hidratos de carbono. Há cem anos, um médico grego deu-lhe o nome de "Diabetes", que significa "fluir através", devido à grande quantidade de urina produzida pelas vítimas. Mais tarde, a palavra latina "Mellitus", que significa "mel", foi acrescentada devido à presença de glucose na urina (Carolynn *et al.,* 2000).

A diabetes mellitus ou "madhumeham" é conhecida há séculos como uma doença relacionada com a doçura. As pessoas com diabetes têm um nível elevado de açúcar no sangue e na urina (Raghuram , 1991).

2.3 PREVALÊNCIA DA DIABETES

De acordo com a Organização Mundial de Saúde, pelo menos 171 milhões de pessoas em todo o mundo sofrem de diabetes. É provável que este número mais do que duplique até 2030. A OMS prevê que os países em desenvolvimento suportarão o peso desta epidemia no século XXI, prevendo-se que oitenta por cento de todos os novos casos de diabetes surjam nos países em desenvolvimento até 2020. O número estimado de pessoas com diabetes na Índia em 2000 é de 31 milhões, que aumentará para 79 milhões em 2030. Atualmente, cerca de 18 milhões de indianos sofrem de diabetes (Gala *et al.,* 2007).

Os dez principais países com um enorme número de pessoas com diabetes são a Índia, a China, os EUA, a Indonésia, o Japão, o Paquistão, a Rússia, o Brasil, a Itália e o Bangladesh. A Índia lidera a lista dos países com o maior número de diabéticos e, por conseguinte, o problema da diabetes é de uma magnitude monstruosa. A incidência da diabetes é maior nas nossas cidades do que nas nossas aldeias.

QUADRO 1

INCIDÊNCIA DE DIABETES MELLITUS NAS PRINCIPAIS CIDADES DA ÍNDIA

Cidades	**Incidência (%)**
Delhi	2.3
Lucknow	2.3
Mumbai	2.6
Calcutá	3
Hyderabad	4.1
Thiruvanandapuram	8.7
Chennai	11.3

(Gala *et al.,* 2007)

A Índia está assim designada para se tornar a "Capital Mundial da Diabetes". O aumento global da Diabetes deve-se à população, ao envelhecimento e ao crescimento. As tendências crescentes para a obesidade, as dietas pouco saudáveis e o estilo de vida sedentário são também factores etiológicos que conduzem à diabetes (Ashok Kumar Das *et al.*, 2007).

Tendo em conta a elevada prevalência da diabetes na Índia urbana e a ameaça de uma nova explosão da diabetes, tornou-se importante tomar medidas para a prevenção primária da diabetes (Ambady Ramachandran, 2002).

2.4 CLASSIFICAÇÃO DA DIABETES

Em 1997, a ADA emitiu novos critérios de diagnóstico e classificação. A classificação da Diabetes Mellitus inclui quatro casos clínicos.

^ Diabetes tipo I (resulta da destruição de células B, geralmente levando a uma deficiência absoluta de insulina)

^ Diabetes tipo II (resulta de um defeito progressivo da secreção de insulina no contexto da resistência à insulina)

^ Outros tipos específicos de Diabetes (devido a outras causas, por exemplo, defeitos genéticos na função das células B, defeitos genéticos na ação da insulina, doenças do pâncreas exócrino, induzidas por medicamentos ou produtos químicos).

^ Diabetes Mellitus Gestacional (GDM)

2.4.1 DIABETES MELLITUS TIPO I

A Diabetes mellitus dependente de insulina ou Diabetes Mellitus de início juvenil é menos comum do que a diabetes tipo II. Apenas cinco a dez por cento das pessoas com

Diabetes têm Diabetes tipo I. Neste tipo, as células B do pâncreas que segregam insulina são destruídas por vários factores. Existem factores genéticos que iniciam a Diabetes tipo I, mas na maioria das pessoas, um sistema imunitário defeituoso pode ser o fator causal. As células que supostamente protegem o corpo atacam e destroem as células B. Sem estas células, o pâncreas não consegue produzir insulina e, por isso, a glucose acumula-se no sangue (Hermann Janice, 2002)

Os doentes com esta doença não conseguem sobreviver sem doses diárias de insulina porque os seus níveis de glucose no sangue variam significativamente em relação ao normal. Isto leva a duas condições - cetoacidose e hipoglicemia (Molbak *et al.,* 1994).

Normalmente, os doentes não são obesos quando apresentam este tipo de Diabetes (Zimmet, 1995). A hereditariedade desempenha um papel no desenvolvimento da Diabetes tipo I. Os irmãos de pessoas com Diabetes tipo I têm dez por cento de hipóteses de a desenvolver até aos cinquenta anos (Zimmet *et al.,* 1994).

2.4.2 DIABETES MELLITUS TIPO II

A Diabetes Mellitus não dependente de insulina ou Diabetes de início no adulto é uma forma não dependente de insulina e desenvolve-se lentamente. Geralmente é mais ligeira e estável. A insulina pode ser produzida pelo pâncreas, mas a sua ação é prejudicada (Srilakshmi, 2005).

As pessoas com diabetes de tipo II são normalmente obesas; geralmente não se desenvolve cetoacidose e podem ser tratadas com dieta, agentes hipoglicémicos orais ou ambos (David Halpers *et al.,* 1998).

2.4.3 OUTROS TIPOS

2.4.3.1 DIABETES MELLITUS RELACIONADA COM A MALNUTRIÇÃO (MRDM)

Este tipo de Diabetes é observado principalmente em alguns países tropicais como a Índia e ocorre em jovens entre os 15 e os 30 anos de idade. Geralmente, as pessoas com MRDM são magras e subnutridas. Neste tipo de Diabetes, o pâncreas não consegue produzir insulina adequada. Como resultado, estes diabéticos necessitam de insulina. Ao contrário dos diabéticos de tipo I, estes doentes geralmente não desenvolvem cetoacidose quando as injecções de insulina são interrompidas (Srilakshmi, 2005).

2.4.3.2 DIABETES JUVENIL DE INÍCIO NA MATURIDADE (MODY)

Este tipo de Diabetes está associado a defeitos monogénicos na função das células B, frequentemente caracterizados pelo início de hiperglicemia láctea numa idade precoce (antes dos 25 anos) (Byrne *et al.,* 1996). Estes doentes têm uma secreção de insulina diminuída com um defeito mínimo ou nenhum defeito na ação da insulina. São herdadas de forma autossómica dominante (Balachandran, 2004). Uma mutação do gene da glucocinase está associada a alguns casos de síndrome pouco comum de MODY (Srilakshmi.B, 2005). A MODY pode ser acompanhada pelas mesmas complicações microvasculares que a diabetes clínica de tipo I (John, 2003).

2.4.4 DIABETES MELLITUS GESTACIONAL (GDM)

A DMG é definida como intolerância à glucose que começa ou é detectada pela primeira vez durante a gravidez. A DMG afecta ~ 7% de todas as gravidezes, resultando em mais de 200.000 casos por ano (Metzger e Coustan, 1998). A diabetes nas mulheres grávidas pode ser presentacional, em que a Diabetes (tipo I ou tipo II) é diagnosticada antes da gravidez, ou gestacional, que se refere à Diabetes diagnosticada durante a gravidez. Cerca de 90 por cento das mulheres grávidas têm complicações de Diabetes Gestacional (Ratnabali,

2008). A Diabetes Gestacional ocorre quando a função pancreática não é suficiente para ultrapassar a resistência à insulina criada por alterações nas hormonas diabetogénicas durante a gravidez (Bloom *et al.*, 2002).

O Quadro 2 apresenta as caraterísticas comparativas da IDDM e da NIDDM

QUADRO 2

CARATERÍSTICAS COMPARATIVAS DA IDDM E DA NIDDM

S.N.	Fator	IDDM de tipo I	NIDDM tipo II
1.	Idade de início	Início juvenil	Início da maturação
2.	Sexo	M:F =1:1	Índia M > F
3	Incidência Locus genético	10% dos diabéticos Cromossoma 6	90% dos diabéticos Cromossoma 11insulina necessidade
4.	Modo de início	Abrupto	Geralmente gradual
5.	Peso corporal	Peso normal ou inferior ao normal	Obeso (0%) ou não obeso
6.	Cetoacidose	Propenso	Resistente ou raro
7.	Insulina plasmática	Baixa ou ausente	Normalmente deprimida, mas pode ser elevada
8.	Necessidade de insulina	Dependente	Pode ser exigido 20% a 30% para controlo hiperglicemia
9.	Agentes hipoglicémicos orais	Raramente eficaz	Eficaz
10.	Tratamento	O tratamento com insulina é obrigatório	Controlado por dieta, exercício, agentes de hipoglicemia.

(Fonte: Casa Branca, F.W., 1982)

A Tabela 3 indica os sinais e sintomas da Diabetes Mellitus.

QUADRO 3

SINAIS E SINTOMAS DA DIABETES MELLITUS

TIPO I	TIPO II
® Aumento da fome (polifagia)	® Excesso de peso
® Aumento da micção (Poliureia)	® Visão turva
® Aumento da sede (polidipsia)	® Sonolência
® Perda de peso	® Formigueiro e dormência nas mãos e nos pés
® Irritabilidade	® Infecções cutâneas
® Fraqueza, fadiga	® Atraso na cicatrização de feridas
® Náuseas, vómitos	® Comichão
	® Poliureia
	® Polifagia
	® Polidipsia

(American Diabetic Association, 2003)

Na fase de cetose, o doente desenvolve falta de apetite (anorexia), náuseas e vómitos. O aumento da perda de água e electrólitos através da urina, bem como por via oral, leva à desidratação. A cetoacidose está associada a um aumento da sonolência e, se não for tratada, o doente pode ficar inconsciente (coma diabético), o que pode ser fatal. Uma combinação de hiperglicemia, cetose, académica e desidratação pode causar a morte dos doentes (Joshi, 2007).

2.5 CAUSAS DA DIABETES MELLITUS

A diabetes é causada pela melancolia

-Thomas Willis citações

2.5.1 FACTORES GENÉTICOS

Os factores genéticos desempenham um papel importante na Diabetes Mellitus. Os investigadores identificaram o gene P(2) que parece ser fundamental para a ligação entre a obesidade e a resistência à insulina. Foi também identificado outro gene defeituoso, o gene da lipoproteína lipase (LPL), que apresenta um risco de doença arterial coronária e de Diabetes Mellitus tipo II (Yamagata *et al.,* 1996).

Os indianos, como raça, são geneticamente propensos não só a desenvolver diabetes precoce, mas também as suas complicações mortais, especialmente a doença macro vascular (Goldstein, 2002).

Os factores genéticos são provavelmente importantes nas pessoas que desenvolvem diabetes antes dos 40 anos. Tanto nos jovens como nos idosos, os factores ambientais e outros também operam e aqueles que têm uma predisposição genética desenvolvem efetivamente a síndrome clínica da doença (Pralhad rao, 1986).

2.5.2 Hereditariedade

A diabetes é uma doença hereditária, caracterizada por um aumento da glucose no sangue e pela excreção de açúcar na urina. Uma caraterística distintiva é a acentuada suscetibilidade hereditária ao desenvolvimento da forma clínica da doença (Watson e Margaret Thomson, 1951).

Cerca de 25% a 33% de todos os doentes têm um historial familiar de Diabetes e as pessoas com um parente de primeiro grau têm um risco de 40% de Diabetes ao longo da vida (Mc Cance *et al.,* 1997).

Existe indubitavelmente uma tendência familiar para a Diabetes, uma vez que não foi identificado nem o defeito bioquímico específico nem o seu modo de hereditariedade (Pralhad Rao, 1986).

A história parental de Diabetes Tipo II está associada a um risco acrescido de Diabetes

Tipo I nos irmãos de doentes com Diabetes Tipo I. A história familiar de Diabetes Tipo II está associada à resistência à insulina e a complicações cardiovasculares em doentes com Diabetes Tipo I (Chern *et al.*, 1982).

A história familiar de Diabetes Tipo II é um fator de risco significativo para a doença arterial coronária. A Diabetes Tipo II parental confere um risco três vezes maior de nefropatia após ajuste para o sexo, controlo glicémico e história familiar de hipertensão (Fagerudd *et al.*, 1999).

2.5.3 IDADE

A diabetes e a tolerância à glucose diminuída têm mostrado uma tendência crescente com a idade (Ramachandran *et al.*, 2001).

A maior parte da diabetes ocorre no grupo etário dos 50-60 anos para um americano, mas um indiano tem mais probabilidades de a adquirir aos 45 anos. Atualmente, a diabetes tipo II está a aumentar nas crianças e nos adolescentes, especialmente devido à obesidade infantil (Velumani, 2000).

A doença pode surgir em qualquer idade, mas 10% dos casos ocorrem depois dos cinquenta anos e a maior incidência de novos casos verifica-se nos grupos etários dos 60-70 anos. Por conseguinte, a diabetes é principalmente uma doença das pessoas de meia-idade e dos idosos (Mahtabs, 1986).

2.5.4 OBESIDADE

A taxa de diabetes de tipo II está a aumentar tão rapidamente quanto a taxa de obesidade aumenta devido à inatividade física. As pessoas fisicamente inactivas tendem a ser mais pesadas do que as pessoas activas e também tendem a ser mais susceptíveis à diabetes. A relação entre obesidade e diabetes é tão forte que a comunidade médica cunhou uma nova palavra, "Diabesidade" (Richard Weil, 2002).

2.5.5 DOENÇA DO PÂNCREAS

A pancreatite aguda e qualquer lesão do pâncreas é uma das causas mais comuns de Diabetes. Este facto é mais aplicável a pessoas que são portadoras de Diabetes ou que têm antecedentes familiares de Diabetes (Gala *et al.*, 2007).

2.5.6 HORMÓNIOS

As hormonas como a hormona adrenocorticotrófica (ACTH), o glucagon e a adrenalina são consideradas diabetogénicas, uma vez que aumentam o nível de açúcar no sangue (Joshi, 2007).

Por vezes, uma lesão física ou uma perturbação emocional precede o aparecimento, tal como em muitas outras doenças que ocorrem de forma misteriosa e inesperada. No entanto, a terapêutica com corticosteróides ou ACTH pode estar associada a sinais clínicos de Diabetes. Uma vez que as operações cirúrgicas e as infecções graves parecem precipitar a doença, o stress, que provoca uma resposta adrenocortical, deve ser considerado como um fator importante (Bamji *et al.*, 1986).

2.5.7 DROGAS

A utilização prolongada de certos medicamentos, como a cortisona (utilizada para a asma, doenças respiratórias, artrite e doenças de pele), as pílulas contraceptivas e os medicamentos do grupo da tiroide, também pode provocar diabetes ao infetar o pâncreas (Gala, 2007).

2.5.8 Infeção

Certos vírus têm sido associados à destruição das células B. Certas infecções virais como a papeira, a rubéola, o vírus Coxsackie e o adenovírus estão associadas à destruição das células B (Bharani, 2004).

A diabetes mellitus também pode resultar da inflamação do tecido das ilhotas do pâncreas (insulinite), levando à destruição das células B. Isto pode ocorrer em infecções virais como a papeira, o vírus Coxsackie B ou a infeção por citomegalovírus, a varicela, a mononucleose infecciosa, o sarampo alemão e a hepatite viral (Anitha e Abraham, 1997).
A Tabela 4 mostra as infecções cutâneas na Diabetes Mellitus

Quadro 4

Infecções cutâneas na diabetes

INFECÇÕES	%
Bacteriana	14.14
Candidíase (fúngica)	10.10'
Dermatófitos	8.8
Viral	2.2
Outros	64.76

(Yasmeen *et al.*, 2006)

2.6 Complicações da diabetes

A diabetes é a principal causa de cegueira em adultos (12 000 - 24 000 novos casos por ano), de doença renal em fase terminal (ESRD) (mais de 14 000 casos de diálise ou transplante relacionados com a diabetes em 1999) e de amputações não traumáticas das extremidades inferiores entre 1997 e 1999. A doença cardíaca é a principal causa de morte nas pessoas com Diabetes, que têm um risco duas a quatro vezes maior de a desenvolver do que a população em geral (Irl Hrisch, 2002).

As complicações da diabetes são comuns e quase triplicam o custo anual do controlo da diabetes. As complicações microvasculares são o principal risco na diabetes de tipo I, enquanto as complicações macrovasculares são a principal causa de morbilidade e mortalidade na diabetes de tipo II (Bate e Jerums, 2003).

Na Diabetes Tipo I, o maior risco são as complicações microvasculares, embora as complicações macrovasculares também estejam aumentadas. O fator de risco primário é a hiperglicemia, embora outros factores de risco, como a hipertensão e a dislipidemia, possam estar presentes, secundários a uma hiperglicemia não controlada ou a uma doença renal (Dunstan *et al.*, 2002).

Em contrapartida, a Diabetes Tipo II faz geralmente parte da "síndrome metabólica", que está associada a outros factores de risco desde o início do processo da doença, incluindo a obesidade abdominal, a hipertensão, a dislipidemia, um estado pró-trombólico e a resistência à insulina (Shaw, 2003).

A Tabela 5 mostra a prevalência de complicações sistémicas em doentes diabéticos.

QUADRO 5

PREVALÊNCIA DE COMPLICAÇÕES SISTÉMICAS EM DOENTES DIABÉTICOS

COMPLICAÇÕES	OCORRÊNCIA (%)
Hipertensão	46
Doença das artérias coronárias	12
Doença vascular periférica	4
Nefropatia	11

Retinopatia	10
Neuropatia	4
Outros	13

(Bhat *et al.*, 2006)

2.6.1 Doenças cardiovasculares (DCV)

A DCV é a principal causa de mortalidade e morbilidade nas pessoas com Diabetes. A Diabetes Tipo II e as suas condições comuns coexistentes (hipertensão e dislipidemia) são factores de risco independentes para a doença macro vascular (ADA, 2003).

Os doentes com Diabetes Tipo II parecem ter um risco aterogénico mais elevado em determinados níveis de colesterol LDL quando comparados com não diabéticos (ADA, 1999).

2.6.2 Tensão arterial

A hipertensão (pressão arterial >140/90 mmHg) é um fator comum de co-morbilidade da diabetes, afectando 20 a 60 por cento das pessoas com diabetes, dependendo da idade, da obesidade e da etnia. A hipertensão é também um importante fator de risco para a DCV e complicações microvasculares, como a retinopatia e a nefropatia (ADA, 2002).

Em doentes com Diabetes Tipo II, o risco de complicações diabéticas está fortemente associado ao aumento da pressão arterial e o risco de Diabetes é reduzido quando a pressão arterial sistólica é inferior a 120 mmHg (Adler *et al.,* 2000).

2.6.3 Nefropatia

A nefropatia diabética é a causa mais comum de ESRD (End Stage Renal Disease - doença renal em fase terminal), sendo responsável por 40% dos casos nos países ocidentais.

Cerca de 20 a 30 por cento dos doentes com Diabetes têm evidência de Nefropatia Diabética evidente, definida como proteinúria persistente clinicamente detetável em associação com Hipertensão e Taxa de Filtração Glomerular reduzida (Bate e Jerums, 2003).

A nefropatia diabética raramente se desenvolve antes dos 10 anos de duração da IDDM, sendo o pico de incidência normalmente encontrado em pessoas que têm diabetes há 10 - 20 anos (Mogyorosi e Ziyadeh, 2001).

2.6.4 NEUROPATIA PERIFÉRICA

As úlceras nos pés e as amputações são uma das principais causas de morbilidade nas pessoas com Diabetes. Os factores de risco para estas complicações são a presença de neuropatia periférica, a biomecânica do pé e a doença vascular periférica. Cerca de metade de todas as amputações de membros inferiores em pessoas com Diabetes são evitáveis (Bate e Jerums, 2003).

2.6.5 RETINOPATIA

A retinopatia diabética é a principal causa de cegueira na população adulta. Na Diabetes Tipo I, quase todos os doentes desenvolvem sinais de retinopatia nos primeiros 30 anos. Na Diabetes Tipo II, até um terço dos doentes tem retinopatia aquando do diagnóstico, que aumenta para dois terços no espaço de 20 anos (Bate e Jerums, 2003).

Na retinopatia grave, a neovascularização pode levar a aderências entre a íris e a córnea ou entre a íris e o cristalino, conduzindo a um glaucoma com cegueira (Kopelman e Hitman, 1998).

A prevenção das complicações é uma questão fundamental devido à enorme morbilidade e mortalidade prematuras associadas à doença. Na última década, vários estudos importantes chamaram a atenção para a necessidade de um controlo rigoroso da glicemia para prevenir e/ou reduzir o risco de complicações microvasculares específicas e de complicações macrovasculares menos específicas (Paul Zimmet, 2001).

2.8 PREVENÇÃO E GESTÃO

Aquele que toma medicamentos e negligencia a dieta desperdiça a habilidade dos seus médicos. "

Provérbio chinês

O tratamento ideal da diabetes permitiria aos doentes manterem-se não só sem sintomas, mas também de boa saúde, com um estado metabólico normal, e escapar às complicações a longo prazo.

Os objectivos imediatos do tratamento são, portanto:

- A abolição dos sintomas, evitando a hipoglicemia.
- A correção da hipoglicemia e da glicosúria.
- A obtenção e manutenção de um peso corporal adequado.

Existem três métodos de tratamento.

- Apenas dieta
- Dieta e medicamentos hipoglicemiantes orais
- Dieta e insulina

Aproximadamente 40 por cento dos novos casos de diabetes podem ser controlados adequadamente apenas com dieta, 30 por cento necessitam de insulina e outros 30 por cento necessitam de medicamentos hipoglicemiantes orais (Bamji *et al.,* 1986). Estudos de investigação descobriram que as alterações no estilo de vida podem prevenir ou atrasar o aparecimento da Diabetes Tipo II em adultos de alto risco. Estes estudos incluíram pessoas com IGT e outras caraterísticas de alto risco para o desenvolvimento de Diabetes. As intervenções no estilo de vida incluíram dieta e atividade física de intensidade moderada (como caminhar durante 2 ^ horas por semana (CDCP, 2000).Uma pedra angular do tratamento da Diabetes é a atenção ao estilo de vida. Um estilo de vida pouco saudável, como a falta de atividade física e a alimentação excessiva, inicia e propaga a maior parte da Diabetes tipo II. Os estudos demonstraram exaustivamente fortes relações entre o excesso de peso e o risco de desenvolver Diabetes Tipo II, Hipertensão e Hiperlipedimia (Michael Fowler, 2007). Os objectivos nutricionais globais da gestão da Diabetes devem ser individualizados, com base nos resultados desejados e no que a pessoa é capaz e está disposta a fazer (Mason Pamela, 2002).

2.7.1 OBJECTIVOS DA GESTÃO DIETÉTICA NA DIABETES

- Mudança (e manutenção) do IMC para o intervalo recomendado (20 - 25kg/m^2 para adultos).
- Manutenção de níveis de glucose no sangue quase normais, na medida do possível.
- Prevenção e tratamento das complicações agudas da Diabetes tratada com insulina (por exemplo, hipoglicemia) e das complicações a longo prazo da Diabetes (por exemplo, doença cardiovascular)
- Melhoria da saúde geral através de uma boa alimentação
- Otimização dos níveis lipídicos.

A dieta é a âncora fundamental no controlo da Diabetes. As diretrizes dietéticas gerais para as pessoas com Diabetes não são diferentes das que se aplicam ao resto da população, embora a prescrição nutricional deva ser individualizada (Maggio e Sunyer, 1997).

A dieta desempenha um papel fundamental na regulação da homeostase dos hidratos de carbono, das gorduras e das proteínas nos doentes com diabetes. Uma gestão dietética bem sucedida do diabético obeso leva à perda de peso que, por sua vez, melhora o controlo do açúcar no sangue e quase de certeza retarda a progressão das complicações (David Appers *et al.*, 1986). Sem uma intervenção eficaz, não é possível obter um bom controlo metabólico. No entanto, a dieta de um diabético não precisa de ser um desvio completo da dieta normal. As necessidades nutricionais dos diabéticos e dos não diabéticos são as mesmas. A dieta indiana normal é geralmente rica em hidratos de carbono e pobre em gordura. Os hidratos de carbono fornecem 60% - 65% e a gordura fornece 15% - 25% das calorias totais. O resto provém das proteínas. Assim, a dieta indiana normal é ideal para um diabético. Embora uma folha de dieta impressa seja cómoda para os doentes, priva-os de oportunidades de flexibilidade e, como resultado, haverá um fraco cumprimento. A prescrição dietética deve ser individualizada, tendo em conta o padrão dietético e a dieta habitual do doente (OMS, 1985). Assim, uma intervenção assistida por computador e centrada no doente, através do desenvolvimento de um software de fácil utilização para melhorar os cuidados com a Diabetes, pode ser implementada com sucesso em diversos contextos clínicos e conduzir a uma melhoria na gestão da doença (Glasgow *et al.*, 2005).

Capítulo 3

METODOLOGIA

"Se dermos ferramentas às pessoas, (e elas usarem) a sua capacidade natural e a sua curiosidade, elas desenvolverão coisas de uma forma que o surpreenderá muito para além do que poderia esperadas".

-Bill ***Gates***

O presente estudo foi planeado para desenvolver o software "Dia Diet @ Ease" sobre aconselhamento dietético para diabéticos e avaliar a eficácia do software desenvolvido, implementando-o no grupo-alvo.

A metodologia adoptada é apresentada a seguir:

3.1 Recolha DE INFORMAÇÕES SOBRE O ESTADO DA DOENÇA D IABETES MELLITUS.

3.2 FORMULAÇÃO, CATEGORIZAÇÃO DE PRODUTOS DIABÉTICOS COM CALORIAS ESPECÍFICAS

MENUS.

3.2.1 ESTABELECER A DIETA DIABÉTICA

3.2.1.1 CÁLCULO DAS NECESSIDADES CALÓRICAS

3.2.1.2 DIVIDINDO A DIETA DIÁRIA RECOMENDADA NECESSIDADES NAS REFEIÇÕES

3.2.1.3 ELABORAÇÃO DE UM PLANO ALIMENTAR

3.3 DESENVOLVIMENTO DO SOFTWARE.

3.4 IMPLEMENTAÇÃO DO SOFTWARE DESENVOLVIDO

3.5 SELECÇÃO DA AMOSTRA

3.6 ANÁLISE ESTATÍSTICA

3.1 Recolha DE INFORMAÇÕES SOBRE O ESTADO DA DOENÇA

DIABETES MELLITUS.

A diabetes mellitus, vulgarmente conhecida por diabetes, é uma doença crónica do metabolismo dos hidratos de carbono caracterizada por um nível elevado de açúcar no sangue (hiperglicemia) e por um nível elevado de açúcar na urina (glicosúria). É acompanhada, em muitos casos, por alterações secundárias do metabolismo das gorduras e das proteínas, que resultam numa série de perturbações físicas.

As informações sobre a Diabetes Mellitus - tipos, causas, sintomas, complicações, prevenção e gestão, aconselhamento dietético foram recolhidas de fontes secundárias adequadas, tais como livros, jornais, revistas, fontes da Internet e literatura relacionada. Toda a informação recolhida foi editada de forma compreensível e apoiada por imagens e ilustrações adequadas, de modo a aumentar a clareza e a facilidade de compreensão por parte do utilizador.

3.2 FORMULAÇÃO, CATEGORIZAÇÃO DE PRODUTOS DIABÉTICOS COM CALORIAS ESPECÍFICAS

MENUS.

A terapia nutricional é a âncora da folha no tratamento da diabetes. Um plano alimentar para diabéticos centra-se no fornecimento de uma dieta saudável que inclui uma variedade de alimentos selecionados de todos os grupos alimentares em quantidades adequadas. Uma gestão adequada das refeições controla eficazmente a glicemia e previne as complicações da diabetes. Em geral, o melhor plano alimentar para uma pessoa com Diabetes é

- Baixo teor de gordura.

- Rica em hidratos de carbono complexos, como leguminosas, legumes e cereais
- Moderado em proteínas.

O plano de refeições para diabéticos depende dos gostos e desgostos dos indivíduos, do seu índice de massa corporal, do nível de glicose no sangue em jejum e da atividade física. As modificações da dieta devem ser de tal forma que sejam genuinamente aceitáveis e que ainda satisfaçam as principais considerações terapêuticas. A dieta é a pedra angular no controlo da diabetes mellitus. Sem uma intervenção eficaz, não é possível obter um bom controlo metabólico.

A energia total derivada dos alimentos deve ser distribuída de forma a que 65% das calorias totais provenham dos hidratos de carbono, 15% das proteínas e 20% das gorduras (Khosla, 1989).

QUADRO 6

CLASSIFICAÇÃO DAS ACTIVIDADES COM BASE NA PROFISSÃO

CLASSIFICAÇÃO	MACHO	FEMININO
SEDENTÁRIO	Professor, alfaiate, barbeiro, executivo, sapateiro, padre, reformado	Professora, alfaiate, executiva, dona de casa.
MODERADO	Pescador, cesteiro, oleiro, ourives, agrícola trabalho, carpinteiro, eletricista, operário	Servente - empregada doméstica, coolie, cesteiro, trabalho agrícola.
PESADO	Cortador de pedra, ferreiro, trabalhador de minas, cortador de	Cortador de pedra.

Fonte: Gopalan.C, Ramasastri.B.V e Balasubramanian.S.C, (1991). Nutritivo Value of Indian Foods, NIN, ICMR, Hyderabad.

3.2.1 ESTABELECIMENTO DA DIETA DIABÉTICA

3.2.1.1 CÁLCULO DAS NECESSIDADES CALÓRICAS.

O primeiro passo na formulação da dieta para diabéticos é calcular o número de calorias de que o doente necessita para atingir ou manter o peso corporal ideal. As necessidades calóricas estão relacionadas com a idade do doente, o nível de atividade, o peso corporal ideal desejado e o IMC. Com base na coluna do quadro acima, é possível calcular as necessidades calóricas.

3.2.1.2 DIVIDIR AS NECESSIDADES DIETÉTICAS DIÁRIAS RECOMENDADAS em refeições.

Uma dieta típica fornece 20 a 30 por cento de calorias ao pequeno-almoço, 20 a 35 por cento ao almoço e 25 a 40 por cento ao jantar e nenhuma a 15 por cento como snacks. As ementas para o presente estudo foram planeadas desta forma para que as calorias necessárias de acordo com os respectivos parâmetros, para cada indivíduo, fossem satisfeitas adequadamente.

3.2.1.3 FORMULAÇÃO DE UM PLANO ALIMENTAR.

De acordo com as necessidades calóricas calculadas dos doentes, foram formulados planos de refeições específicos. As calorias, normalmente especificadas para os planos de refeições para diabéticos, são 1200 Kcal, 1400 Kcal, 1600 Kcal e 1800 Kcal.

A refeição de 1200 Kcal foi dividida em 3 partes: 400 Kcal para o pequeno-almoço, que inclui a bebida "ao levantar" e o "lanche a meio da manhã", 400 Kcal para o almoço e 400 Kcal para o jantar, que inclui o lanche e a bebida ao deitar. Do mesmo modo, as 1400 Kcal, 1600 Kcal e 1800 Kcal foram doseadas e formuladas. A figura 1 ilustra claramente a repartição das necessidades calóricas do dia entre as três refeições principais - pequeno-almoço, almoço e jantar.

Figura: 1 Calorias repartidas pelas três refeições principais

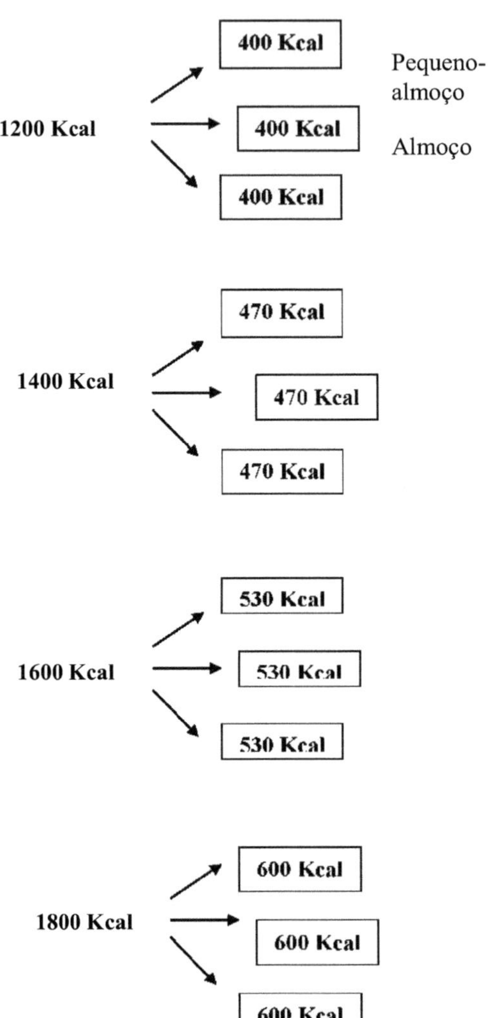

A lista de receitas foi preparada separadamente para cada categoria (ou seja, para o pequeno-almoço, para o almoço e para o jantar). Foram preparadas dez listas de receitas para cada categoria, de modo a permitir ao indivíduo escolher a sua própria ementa para o dia. A escolha de receitas para uma determinada categoria de um menu, por exemplo, um pequeno-almoço de 470 Kcal de um menu de 1400 Kcal, forneceria as calorias calculadas, independentemente da receita escolhida. Estes menus proporcionados não só satisfazem as necessidades calóricas do indivíduo, como também lhe proporcionam satisfação através de receitas baseadas na escolha.

3.3 DESENVOLVIMENTO DO SOFTWARE

Toda a informação sobre a diabetes, os menus calculados de acordo com o IMC e a natureza da atividade e todas as outras informações relacionadas são introduzidas na tecnologia VB.Net (visual basic). Esta estrutura foi utilizada porque era fácil introduzir toda a informação recolhida sobre a Diabetes Mellitus, as suas causas, tipos, sintomas, complicações, prevenção e gestão e aconselhamento dietético.

A linguagem VB.Net (Visual Basic.NET) é utilizada porque é de fácil utilização e oferece uma variedade de opções para a conceção do software. O Visual Basic.Net fornece um conjunto completo de ferramentas para simplificar o desenvolvimento rápido de aplicações para utilizadores experientes e inexperientes. Contém muitas ferramentas integradas para simplificar o processo de desenvolvimento de aplicações. O VB.NET proporciona um ambiente gráfico em que os formulários são concebidos visualmente e os controlos são colocados aqui e ali, tornando-se os blocos de construção da aplicação desenvolvida. O tempo consumido pelo desenvolvimento de um projeto em VB.NET é inferior ao de qualquer outra linguagem.

QUADRO 7

CONFIGURAÇÃO DO SISTEMA E DO HARDWARE SELECIONADOS

Hardware selecionado	Software selecionado
Processador : Pentium IV **Ram** : 512MB **Velocidade da CPU** : 3.06GHz **Disco rígido** : 40 GB **Impressora** : TVS Msp-245 Matriz de pontos	**Front end :** VB.NET

A secção relativa ao aconselhamento dietético é uma parte importante deste software. As informações que constituem o aconselhamento dietético são o nome, a idade, o peso, a altura, o IMC, o IBW, a natureza da atividade, o nível de açúcar no sangue e outras complicações. Com base nas informações acima referidas, são apresentadas as calorias necessárias para o indivíduo. O software desenvolvido foi designado por **"Dia Diet @ Ease"**, o que significa que a dieta da diabetes é obtida facilmente com a ajuda deste software.

Figura 2

Etapas envolvidas no desenvolvimento de software

Analisar a tarefa

Planeamento de acordo com a tarefa

Exigência de informação

(Materiais necessários, tais como introdução à Diabetes Mellitus e outros)

Fase de conceção (vista de formato)

Criação de uma base de dados - alimentação de toda a informação relacionada com a tarefa

Fase de codificação. Recuperação da base de dados.

Fase de teste.

A qualidade do software desenvolvido é verificada - adições, eliminações, melhorias efectuadas.

Fase de manutenção.

O software desenvolvido é entregue ao utilizador final (ou seja, entregue aos grupos-alvo para avaliar o impacto do software desenvolvido

PLACA N.O I

DISCO COMPACTO (CD) DO SOFTWARE DESENVOLVIDO 'DIA DIET @ EASE

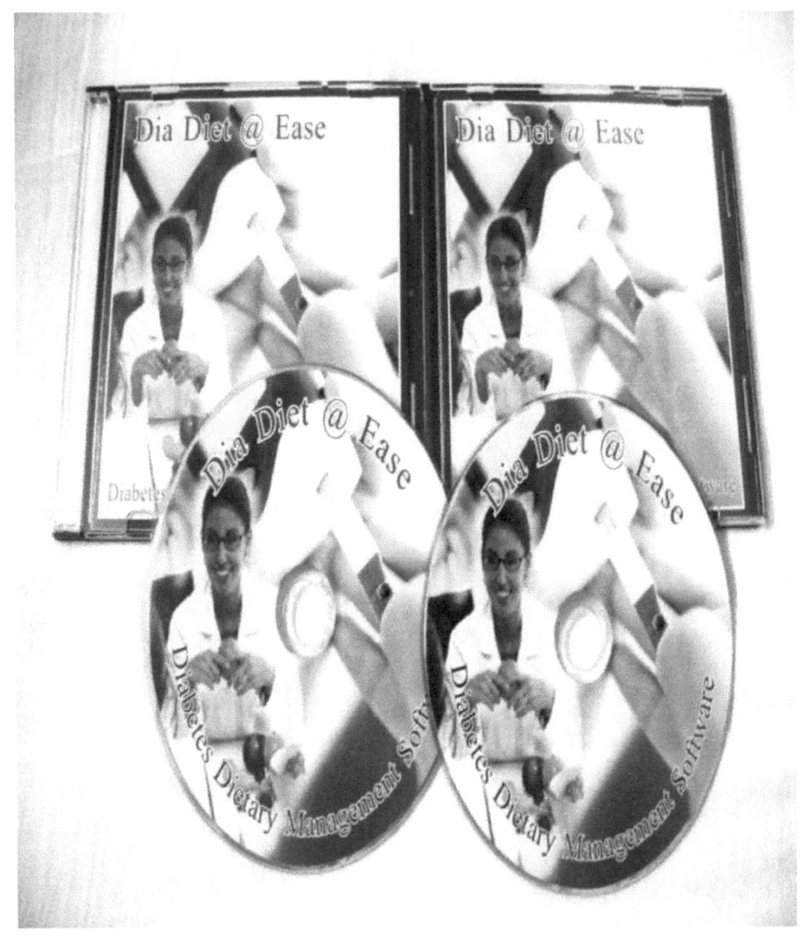

PLACA NO II

TRABALHO EM CURSO

ADIÇÃO DE IMAGENS NOS FORMULÁRIOS

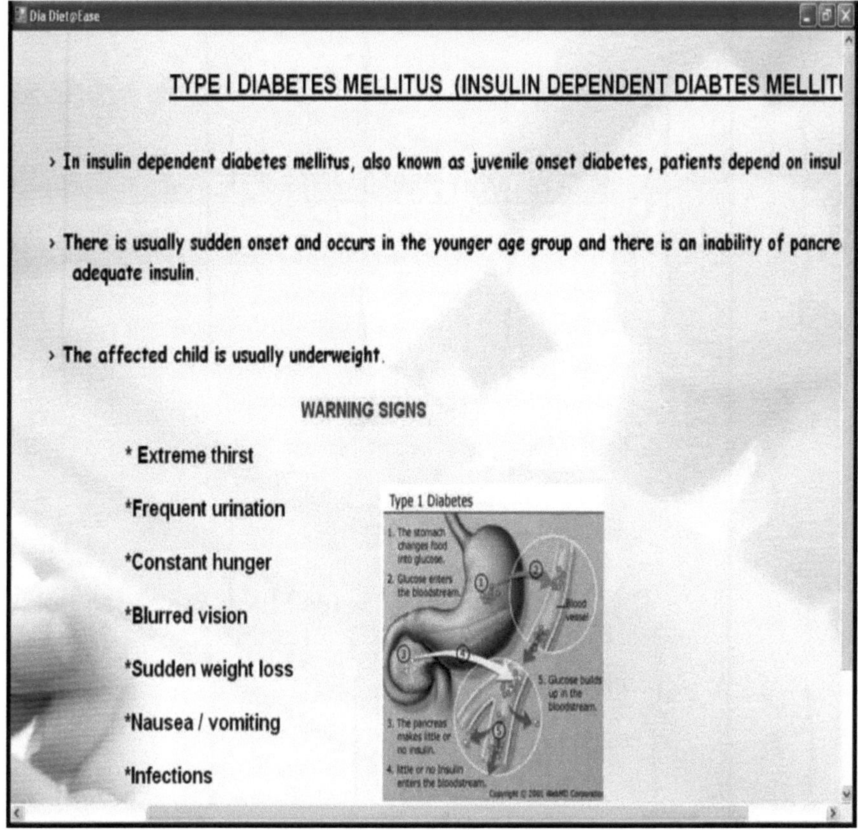

PLACA N.O III

ACRESCENTAR INFORMAÇÕES E ANIMAÇÕES SIMPLES.

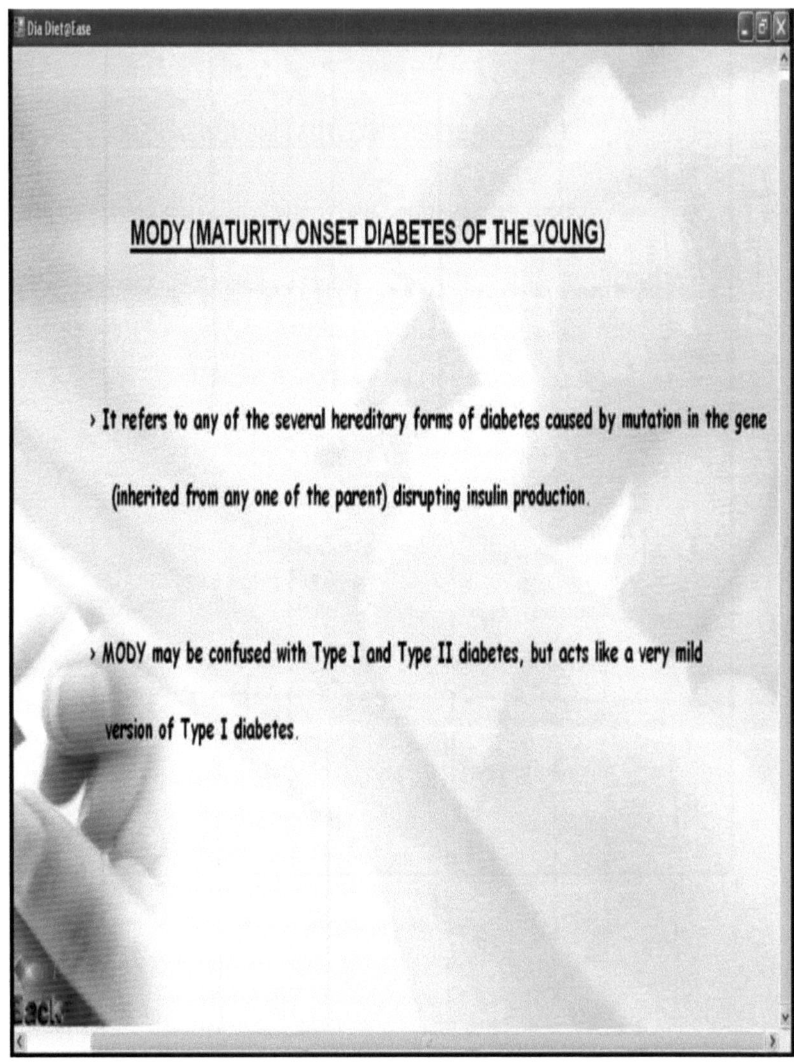

Dia Diet@Ease

COMPLICATIONS OF THE EYE AND THE RETINA (DIABETIC RETINOPATHY)

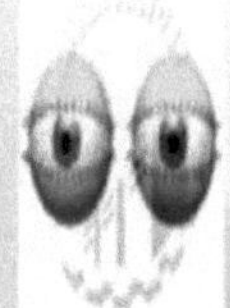

* Diabetic retinopathy is the third chief cause of blindness.

* Diabetes chiefly affects the small blood vessels (capillaries) of the retina.

* Capillaries get abnormally dilated at some places and obstructed at other places.

* Degenerative changes occur in the cells of the retina. Besides, new defective capillaries rapidly grow intc

* All these changes lead to a gradual diminution of vision.

* With the progress in degenerative changes, capillaries become thinner and thinner at the sites of dilatior rupture, leading to retinal hemorrhage.

* Excessive bleeding into the retina may lead to detachment of the retina and cause sudden loss of vision.

* Cataract (loss of transparency of the lens) and glaucoma (high pressure inside the eye ball) also occurs ii

* If not adequately controlled, these conditions lead to gradual blindness of vision. And Warning signs of e

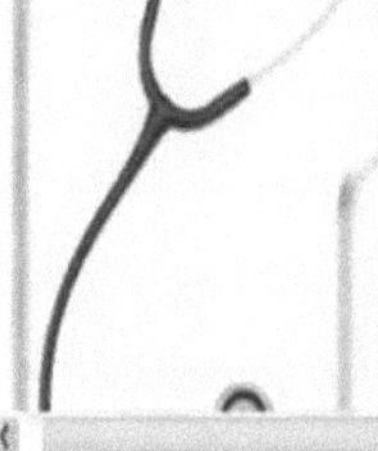

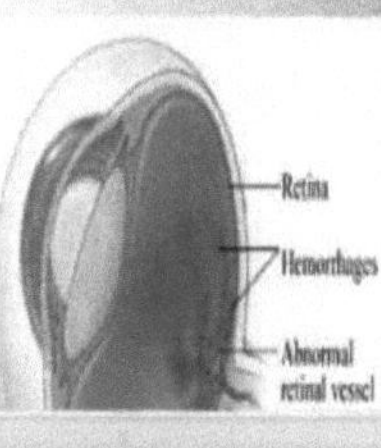

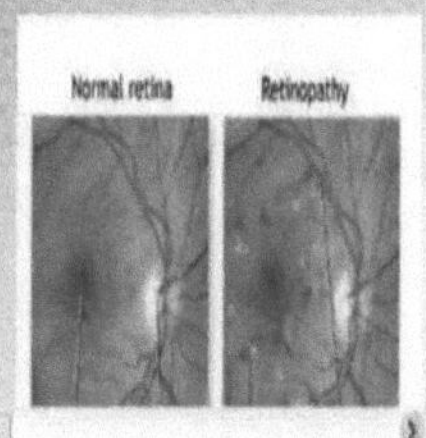

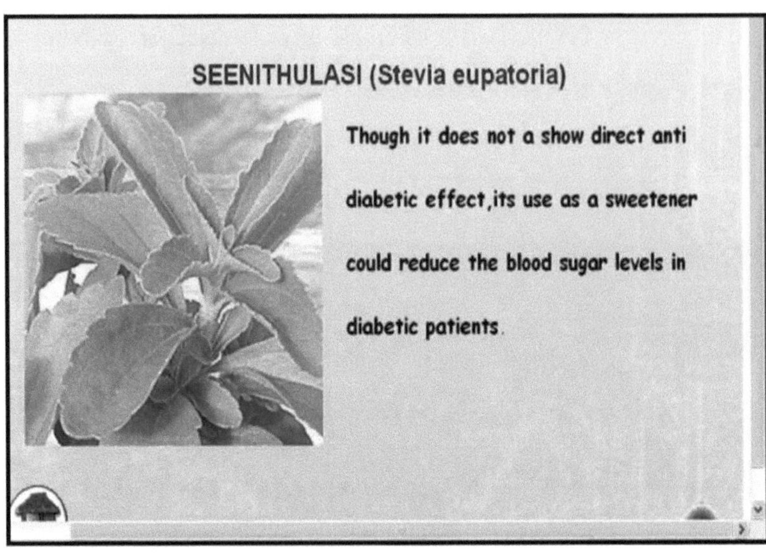
SEENITHULASI (Stevia eupatoria)
Though it does not a show direct anti diabetic effect,its use as a sweetener could reduce the blood sugar levels in diabetic patients.

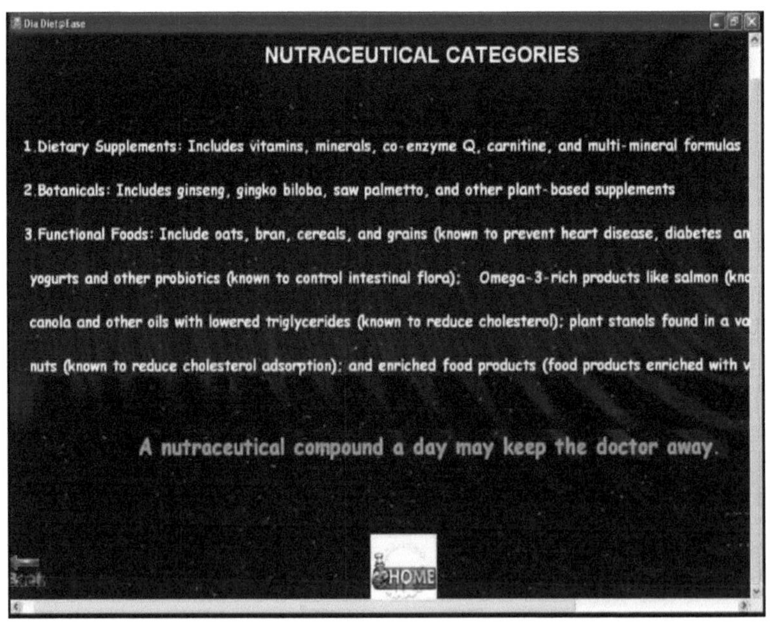
NUTRACEUTICAL CATEGORIES
1.Dietary Supplements: Includes vitamins, minerals, co-enzyme Q, carnitine, and multi-mineral formulas
2.Botanicals: Includes ginseng, gingko biloba, saw palmetto, and other plant-based supplements
3.Functional Foods: Include oats, bran, cereals, and grains (known to prevent heart disease, diabetes
yogurts and other probiotics (known to control intestinal flora); Omega-3-rich products like salmon
canola and other oils with lowered triglycerides (known to reduce cholesterol); plant stanols found in a
nuts (known to reduce cholesterol adsorption); and enriched food products (food products enriched with
A nutraceutical compound a day may keep the doctor away.
HOME

3.4 IMPLEMENTAÇÃO DO SOFTWARE DESENVOLVIDO

O software desenvolvido foi aplicado a vinte indivíduos selecionados (indivíduos hiperglicémicos). Os sujeitos foram selecionados com base num método de amostragem conveniente.

Antes da exposição ao software (BSE), os sujeitos receberam um questionário pré-estruturado para avaliar os seus conhecimentos sobre a Diabetes Mellitus. De um total de cinquenta sujeitos, foram selecionadas subamostras de vinte sujeitos com base na sua disponibilidade de tempo e interesse em saber mais sobre a doença. Em seguida, o software foi-lhes entregue individualmente e foi-lhes pedido que o utilizassem e visualizassem. Enquanto os sujeitos eram expostos ao software, o investigador esclarecia as dúvidas que estes colocavam e orientava-os no sentido de manusearem facilmente o software. Após a exposição ao software (ASE), foi aplicado outro questionário apenas aos vinte sujeitos selecionados para avaliar os conhecimentos adquiridos pelos sujeitos com a ajuda do software. Os resultados consolidados foram submetidos a uma análise estatística e são discutidos.

PLACA NO V

IMPLEMENTAÇÃO DO SOFTWARE DESENVOLVIDO DIA DIET @ EASE

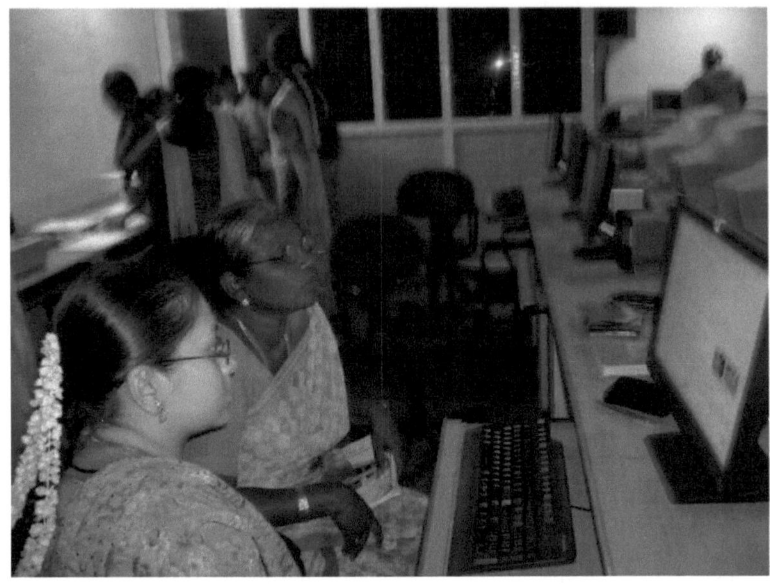

3.5 SELEÇÃO DOS TEMAS

Para avaliar o impacto do software desenvolvido, foi selecionado um número total de 50 amostras com base no método de amostragem de conveniência.

A amostra conveniente é obtida através da seleção de unidades populacionais "convenientes". O método da amostra de conveniência é também designado por fração. Um pedaço refere-se à fração da população a ser investigada que não é selecionada nem por probabilidade nem por julgamento, mas por conveniência. As perguntas podem ser testadas e podem ser obtidas informações preliminares através da fração antes de se decidir sobre a conceção final da amostragem (Gupta.S.P, 1995). Foi administrado um questionário pré-estruturado às amostras, a fim de avaliar os seus conhecimentos sobre a diabetes e o seu controlo através de dietas calóricas específicas.

Entre eles, 20 indivíduos hiperglicémicos foram escolhidos como sujeitos com base nos seus conhecimentos sobre a Diabetes e a sua gestão dietética. Foi explicado aos sujeitos o objetivo e a necessidade do estudo. Também foram orientados relativamente à utilização do software desenvolvido "Diabetes Diet @ Ease" no aconselhamento dietético dos diabéticos. Depois, o software desenvolvido foi-lhes aplicado e as diferenças nos conhecimentos adquiridos pelos sujeitos foram registadas.

3.6 ANÁLISE ESTATÍSTICA

A análise dos dados é a tarefa mais especializada do processo de investigação, pois exige o discernimento e a competência do investigador. A análise significa um exame crítico dos dados reunidos e agrupados para estudar as caraterísticas do objeto de estudo e para determinar os padrões de relação entre as variáveis que lhe dizem respeito (Krishnaswami, 1997).

Para avaliar o impacto do software desenvolvido no aconselhamento dietético para diabéticos, os resultados obtidos antes e depois da exposição ao software através de um questionário foram submetidos a uma análise estatística.

Foi utilizado o teste "t" de amostras emparelhadas para calcular a resposta dada pelos sujeitos antes e depois da implementação do software. Foram atribuídas pontuações às respostas dadas por cada sujeito às várias secções do software. As pontuações mais elevadas foram atribuídas aos sujeitos que tinham conhecimentos sobre as perguntas do questionário (ou seja, os sujeitos que optaram pela resposta "Sim" no questionário) e a pontuação mais baixa foi atribuída aos sujeitos que não tinham conhecimentos sobre as perguntas do questionário (ou seja, os sujeitos que optaram pela resposta "Não" no questionário). A pontuação máxima atribuída foi de 5 e a mínima de 2.

DEFINIÇÃO DE HIPÓTESES

A hipótese é uma proposição ou um conjunto de proposições apresentadas como uma explicação para a ocorrência de um grupo específico de fenómenos, quer afirmada meramente como uma conjetura provisória para orientar uma investigação, quer aceite como altamente provável à luz de factos estabelecidos (Kothari, 1990).

Foi definida uma hipótese nula, afirmando que "Não há impacto do software na sensibilização para a Diabetes Mellitus e a sua gestão dietética" e uma hipótese alternativa, afirmando que "Há impacto do software na sensibilização para a Diabetes Mellitus e a sua gestão dietética".

Capítulo 4

RESULTADOS E DISCUSSÃO

Os resultados do presente estudo, intitulado "**Desenvolvimento de um software 'Dia Diet @ Ease' on Diet Advice for Diabetics**" foi consolidado, analisado estatisticamente e discutido sob os seguintes títulos:.

4.1 RESULTADOS DO SOFTWARE DESENVOLVIDO NO ACONSELHAMENTO DIETÉTICO PARA DIABÉTICA

4.2 IMPACTO DA IMPLEMENTAÇÃO DO SOFTWARE DESENVOLVIDO NO AUMENTO DA CONSCIENCIALIZAÇÃO SOBRE A DIABETES ENTRE OS INDIVÍDUOS SELECCIONADOS

4.2.1 CONSCIENCIALIZAÇÃO SOBRE A DIABETES MELLITUS ANTES DA EXPOSIÇÃO A SOFTWARE

4.2.2 CONSCIENCIALIZAÇÃO SOBRE A DIABETES MELLITUS APÓS EXPOSIÇÃO A SOFTWARE

4.3 IMPACTO DA APLICAÇÃO DO SOFTWARE DESENVOLVIDO NO AUMENTO DA SENSIBILIZAÇÃO PARA A GESTÃO DIETÉTICA DA DIABETES ENTRE OS INDIVÍDUOS SELECCIONADOS.

4.3.1 SENSIBILIZAÇÃO PARA A GESTÃO DA DIETA E PARA A ESPECIFICIDADE DAS CALORIAS DIETAS ANTES DA EXPOSIÇÃO AO SOFTWARE

4.3.2 SENSIBILIZAÇÃO PARA A GESTÃO DA DIETA E PARA A ESPECIFICIDADE DAS CALORIAS DIETAS APÓS EXPOSIÇÃO AO SOFTWARE

4.4 ACEITABILIDADE DO SOFTWARE

4.1 RESULTADOS DO SOFTWARE DESENVOLVIDO NO ACONSELHAMENTO DIETÉTICO PARA DIABÉTICOS

O software recentemente desenvolvido "Dia Diet @ Ease" sobre aconselhamento dietético para diabéticos, conforme detalhado na metodologia, contém secções como "Sobre a diabetes, as suas causas, sintomas, complicações, prevenção e gestão e aconselhamento dietético".

Para visualizar o software, o computador deve ser iniciado e o CD (Compact Disc) que contém o ficheiro de configuração do software desenvolvido deve ser inserido na unidade de CD e todos os ficheiros devem ser copiados para uma pasta no computador pessoal (PC). Para que o software seja aberto no computador pessoal, deve fazer-se duplo clique no ícone "**dotnetfx**". Trata-se de uma estrutura VB.Net que instalará todos os ficheiros de suporte necessários para que o software seja aberto no computador pessoal. É a base sobre a qual concebemos, desenvolvemos e implementamos aplicações. O seu modelo de programação consistente e simplificado facilita a criação de aplicações robustas.

São necessários apenas alguns minutos para instalar todos os seus componentes no computador. Após esta instalação, o software está pronto a ser utilizado. Em seguida, na pasta em que todos os ficheiros foram copiados, aparecerá um ícone com o nome **Dia Diet @ Ease**, que deve ser clicado duas vezes para que o software seja aberto. Uma vez aberto, o software está pronto a ser utilizado. Os botões que aparecem no ecrã guiarão a pessoa que utiliza o software. As hiperligações são colocadas neste momento para facilitar a utilização do software. Para ver mais, clique no botão **"clique aqui para saber mais"** e o utilizador passará ao formulário seguinte.

No ecrã seguinte, haverá várias secções do software e os conteúdos podem ser visualizados clicando nos respectivos tópicos. Cada ecrã tem os botões **"voltar, início e**

seguinte", que guiarão o utilizador para uma visualização mais aprofundada. Do mesmo modo, cada ecrã das secções individuais tem botões para que o utilizador possa utilizá-los sempre que necessário. Existem animações e imagens simples que suportam as informações introduzidas no software para facilitar a compreensão do conteúdo pelo utilizador.

Todas as partes do software contêm imagens e ilustrações de apoio sempre que necessário. Isto permite ao utilizador ter uma ideia clara da informação introduzida no software.

A parte do aconselhamento dietético é individualizada, devendo o utilizador que visualiza o software introduzir o seu nome, idade, sexo, estado civil, altura, peso, natureza da atividade, nível aleatório de glicose no sangue e complicações de que sofre (se existirem), principalmente doenças renais. Assim, quando se clica no botão **"Submeter"**, o utilizador entra num outro ecrã que apresenta o nome do indivíduo, o peso corporal ideal, o índice de massa corporal e o nível aleatório de glicemia. Com base nas entradas do indivíduo, o software fornece informações sobre o seu grau de peso (se normal, abaixo do peso ou acima do peso) e se o indivíduo é diabético ou não. Em seguida, quando se clica no botão "enter", é apresentado outro ecrã que indica as necessidades calóricas diárias da pessoa em função do seu IMC e dos seus níveis glicémicos. Quando se clica no botão azul **"clique aqui para ver o seu menu"**, abre-se um ecrã com opções de dez listas de menus, incluindo pequeno-almoço, almoço e jantar, o que facilita aos utilizadores a escolha do seu próprio menu, tendo em conta os seus gostos e preferências.

A caraterística única destes dez tipos diferentes de menus para cada uma das três refeições principais - pequeno-almoço, almoço e jantar - é que, quando o utilizador escolhe, por exemplo, o seu Pequeno-almoço, este fornecerá definitivamente um terço das necessidades calóricas diárias especificamente recomendadas para si. Se clicar em Pequeno-almoço, este incluirá a bebida matinal, o pequeno-almoço e as receitas do meio da manhã, para as quais são calculadas as calorias de cada alimento. O total destas calorias calculadas corresponde a calorias para o pequeno-almoço, que satisfazem um terço das necessidades calóricas diárias. No caso do jantar, o menu conterá um lanche para a hora do chá, o jantar e o leite para a hora de deitar. Assim, quando todos os menus baseados na escolha são adicionados, abre-se um ecrã separado com todos os menus adicionados.

O ecrã também contém o botão "**editar**" e "**sair**". Se a pessoa que utiliza o software estiver satisfeita com os menus que selecionou, pode anotá-los ou imprimi-los e utilizá-los. Se o indivíduo não estiver interessado no conjunto de menus selecionado inicialmente, haverá um botão "**editar**" que o levará à página anterior, onde os menus podem ser novamente selecionados e alterados. Se o indivíduo estiver satisfeito com o conjunto de menus selecionado inicialmente, então pode ser anotado e seguido. Após o desenvolvimento do software, este foi submetido a uma aplicação em indivíduos hiperglicémicos selecionados.

SOFTWARE DESENVOLVIDO "DIA DIET @ EASe

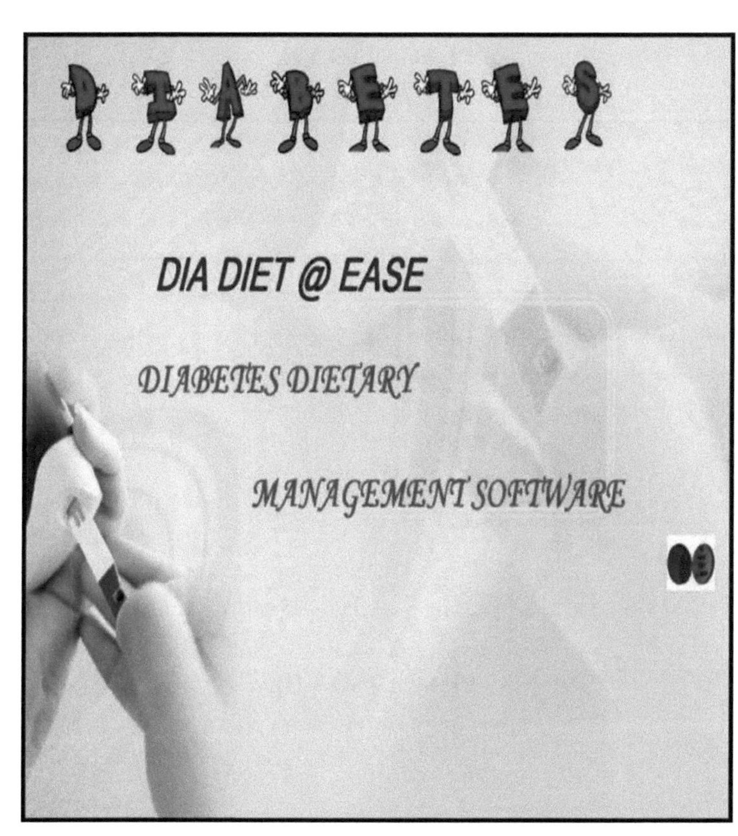
DIABETES
DIA DIET @ EASE
DIABETES DIETARY
MANAGEMENT SOFTWARE

PLACA N.O VII

RESISTÊNCIA À INSULINA

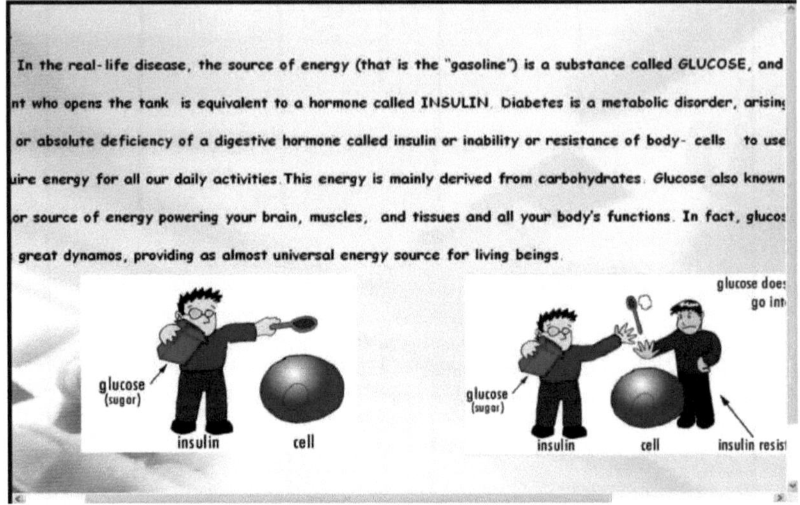

PLACA N.O VIII

TIPOS DE DIABETES MELLITUS

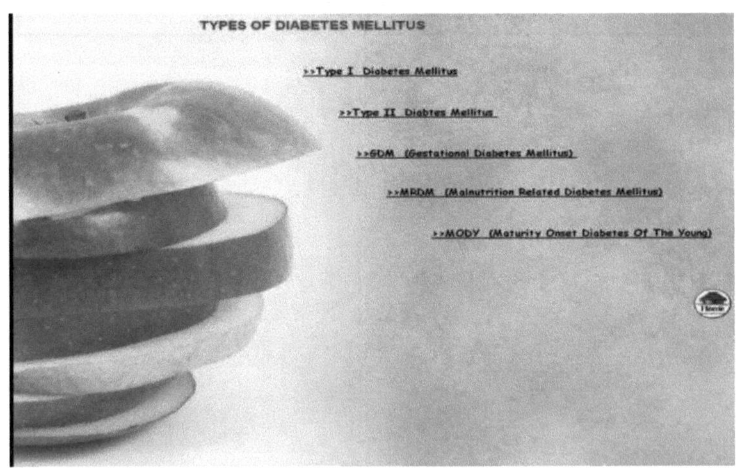

PLACA NO IX

CAUSAS DA DIABETES MELLITUS

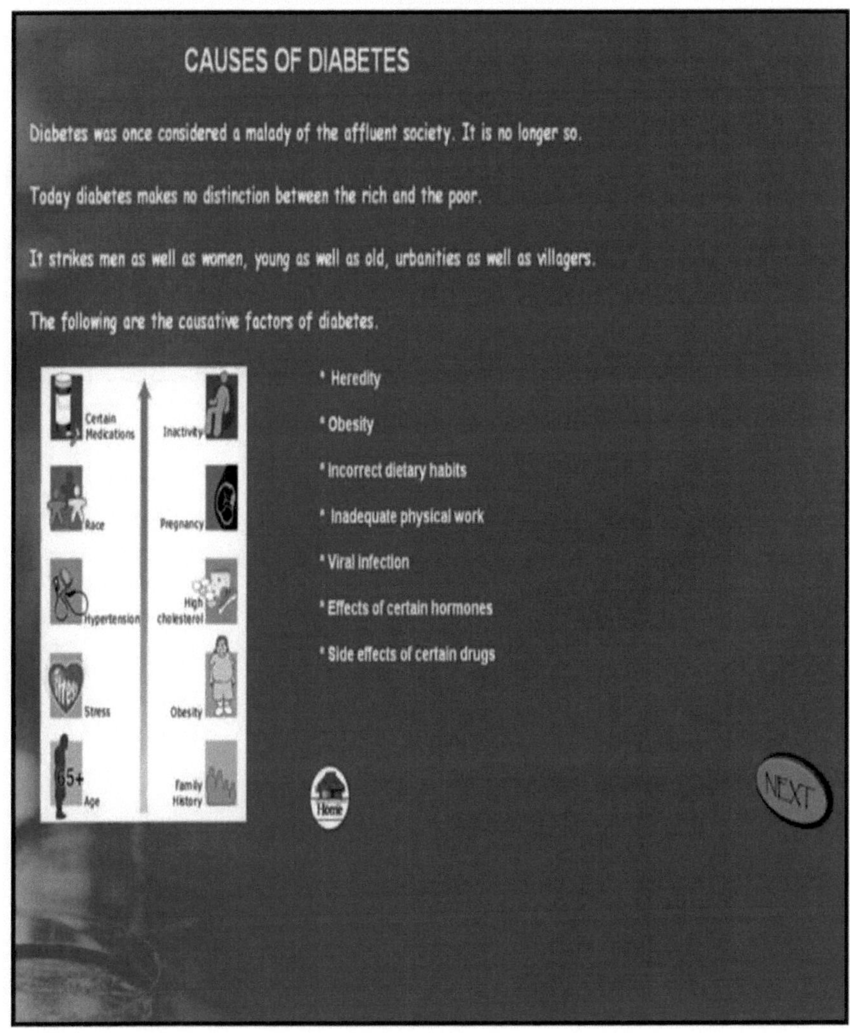

PLACA X

SINTOMAS DA DIABETES MELLITUS

SYMPTOMS OF DIABETES

Diabetes is a great mimic. It affects various organs of systems of the body to give rise to such symptoms as would sometimes mislead even a physician.

The following are the symptoms:

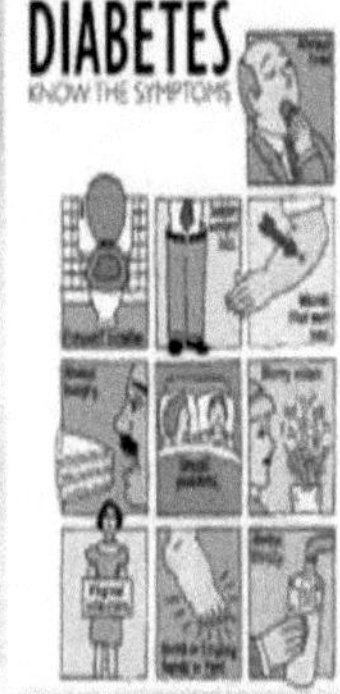

* Polyuria (excessive and frequent urination)

* Polydypsia (dryness of mouth and excessive thirst)

* Polyphagia (excessive hunger)

* Dehydration , Loss of weight

* Weakness, fatigue and body-ache

* Blurred vision, Mental fatigue and lack of concentration

* Wound infection and delayed healing

* Easy susceptibility to infections of the skin, gums and the respiratory system.

*Intense itching all over the body, especially that of the genital parts.

* Frequent changes in the sharpness of vision and the spectacle numbers.

* Numbness of limbs and an abnormal increase or decrease in skin sensations

* Sexual debility or impotence

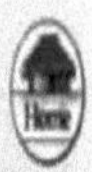

COMPLICAÇÕES CRÓNICAS DA DIABETES MELLITUS

CHRONIC OR LATE COMPLICATIONS OF DIABETES

COMPLICATIONS OF THE NERVOUS SYSTEM (DIABETIC NEUROPAHTY)

* Diabetic neuropathy is a type of nerve damage that happens in people who have diabetes.

* This damage makes it hard for their nerves to carry messages to the brain and other parts of the body.

* It can cause numbness (loss of feeling) or painful tingling in parts of the body.

Diabetic neuropathy can also cause changes in:

* Strength and feeling in different body parts

* Ability of the heart to keep up with the body's needs

* Ability to digest food

* Almost 90% of diabetics suffer from one or the other complication of the nervous system.

* The most common complications of the nervous system are derangement of the touch sensation.

* Nerve damage occurs in people who have had diabetes because their blood sugar level is higher tl

* Over time, high blood sugar levels damage the blood vessels and nerves.

* That's why people who don't control (or can't control) their blood sugar very well seem more likely to get diabetic neuropathy.

* Men have diabetic neuropathy more often than women

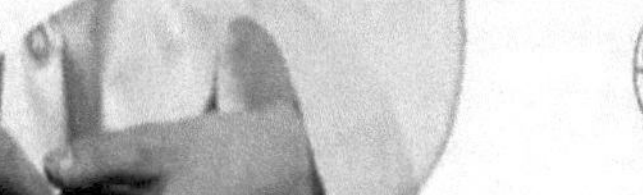

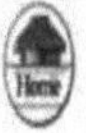

PLACA XII

CUIDADOS COM OS PÉS DURANTE A DIABETES

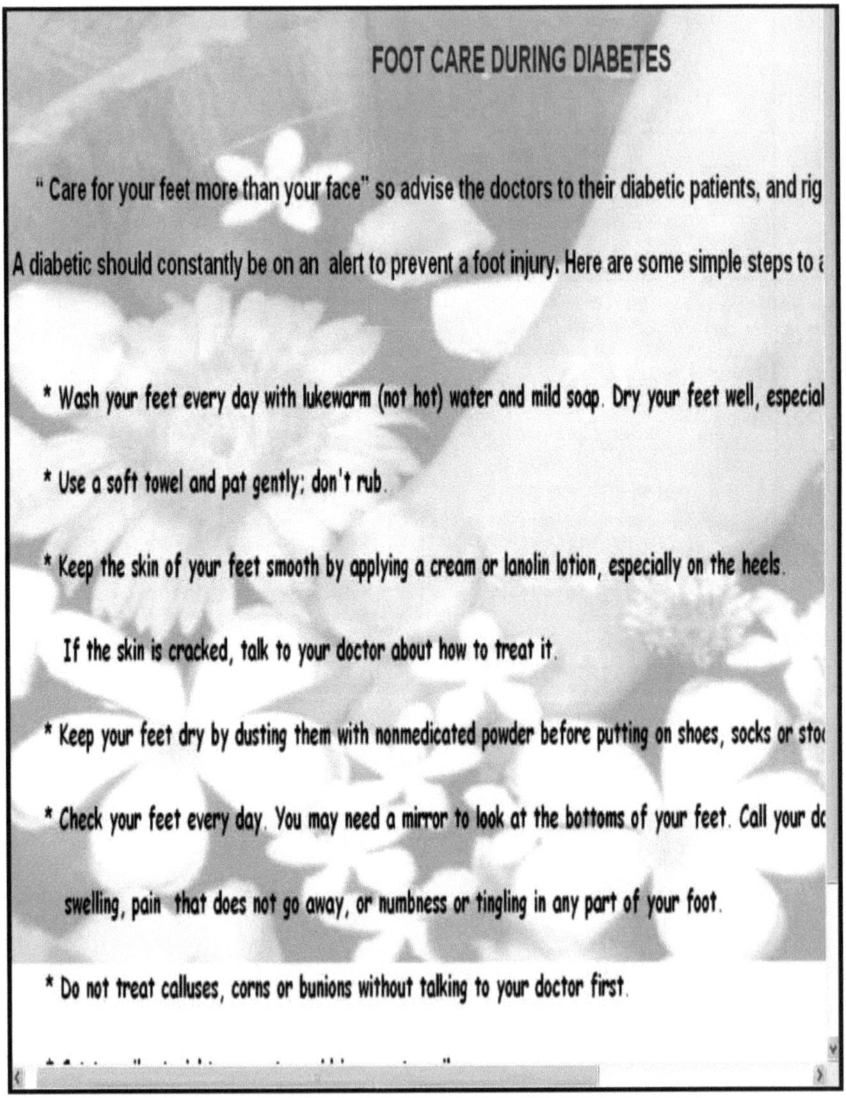

FOOT CARE DURING DIABETES

" Care for your feet more than your face" so advise the doctors to their diabetic patients, and rig

A diabetic should constantly be on an alert to prevent a foot injury. Here are some simple steps to a

* Wash your feet every day with lukewarm (not hot) water and mild soap. Dry your feet well, especial

* Use a soft towel and pat gently; don't rub.

* Keep the skin of your feet smooth by applying a cream or lanolin lotion, especially on the heels.

If the skin is cracked, talk to your doctor about how to treat it.

* Keep your feet dry by dusting them with nonmedicated powder before putting on shoes, socks or stoc

* Check your feet every day. You may need a mirror to look at the bottoms of your feet. Call your dc

swelling, pain that does not go away, or numbness or tingling in any part of your foot.

* Do not treat calluses, corns or bunions without talking to your doctor first.

PLACA XIII

PREVENÇÃO E GESTÃO DA DIABETES MELLITUS

DIABETES PREVENTION AND MANAGEMENT

Is it possible to delay or even prevent diabetes from ever developing? Yes it is. There is a lot you can do yourself to know your risks for pre-diabetes and to take action to prevent diabetes if you have, or are at risk for, pre-diabetes.

In order to reduce the risk of developing the complication of diabetes, dietary and lifestyle modification are essential to control against elevations in blood sugar.

1. KEEP YOUR BLOOD SUGAR LEVEL UNDER CONTROL.

* Keeping your blood sugar level under control will lower your risk of heart disease.

* Many people with diabetes check their blood sugar level every day to make sure that their medicines and diet and exercise are working to keep blood sugar in a normal range.

* By exercising often and eating a healthy diet, many people with diabetes can keep their blood sugar level nearly normal.

2. LOOSE WEIGHT AND KEEP IT OFF.

* Diabetes, being overweight and heart disease often go together.

Losing weight helps a lot of health problems.

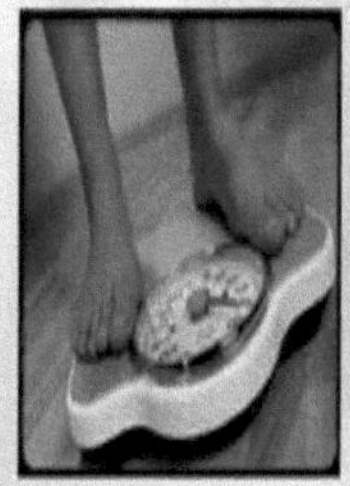

* Prevention of diabetes has to be approached as a lifelong goal and so gradual weight loss, which can be sustained, is the most effective and appropriate strategy.

* An ideal weight stands at - Body Mass Index (BMI) between 18.5 to less than 24.9.

Home

PLACA XIV

ACONSELHAMENTO DIETÉTICO

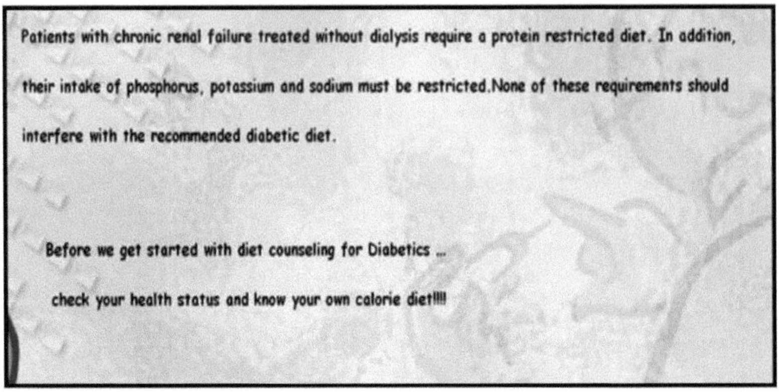

Patients with chronic renal failure treated without dialysis require a protein restricted diet. In addition, their intake of phosphorus, potassium and sodium must be restricted.None of these requirements should interfere with the recommended diabetic diet.

Before we get started with diet counseling for Diabetics ...

check your health status and know your own calorie diet!!!!

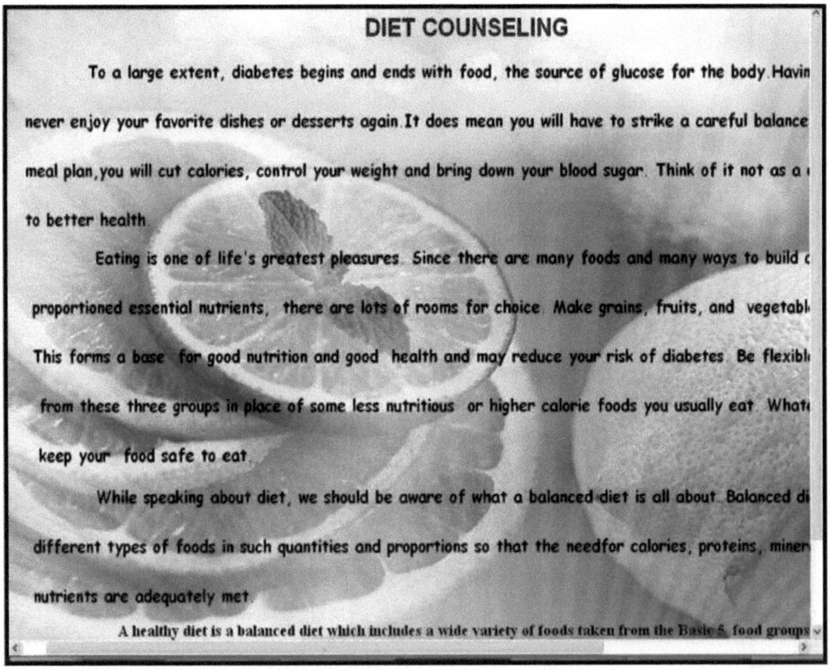

DIET COUNSELING

To a large extent, diabetes begins and ends with food, the source of glucose for the body. Havin never enjoy your favorite dishes or desserts again. It does mean you will have to strike a careful balance meal plan, you will cut calories, control your weight and bring down your blood sugar. Think of it not as a to better health.

Eating is one of life's greatest pleasures. Since there are many foods and many ways to build proportioned essential nutrients, there are lots of rooms for choice. Make grains, fruits, and vegetabl This forms a base for good nutrition and good health and may reduce your risk of diabetes. Be flexibl from these three groups in place of some less nutritious or higher calorie foods you usually eat. What keep your food safe to eat.

While speaking about diet, we should be aware of what a balanced diet is all about. Balanced di different types of foods in such quantities and proportions so that the needfor calories, proteins, miner nutrients are adequately met.

A healthy diet is a balanced diet which includes a wide variety of foods taken from the Basic 5 food groups

DADOS PESSOAIS DA PESSOA QUE UTILIZA O SOFTWARE

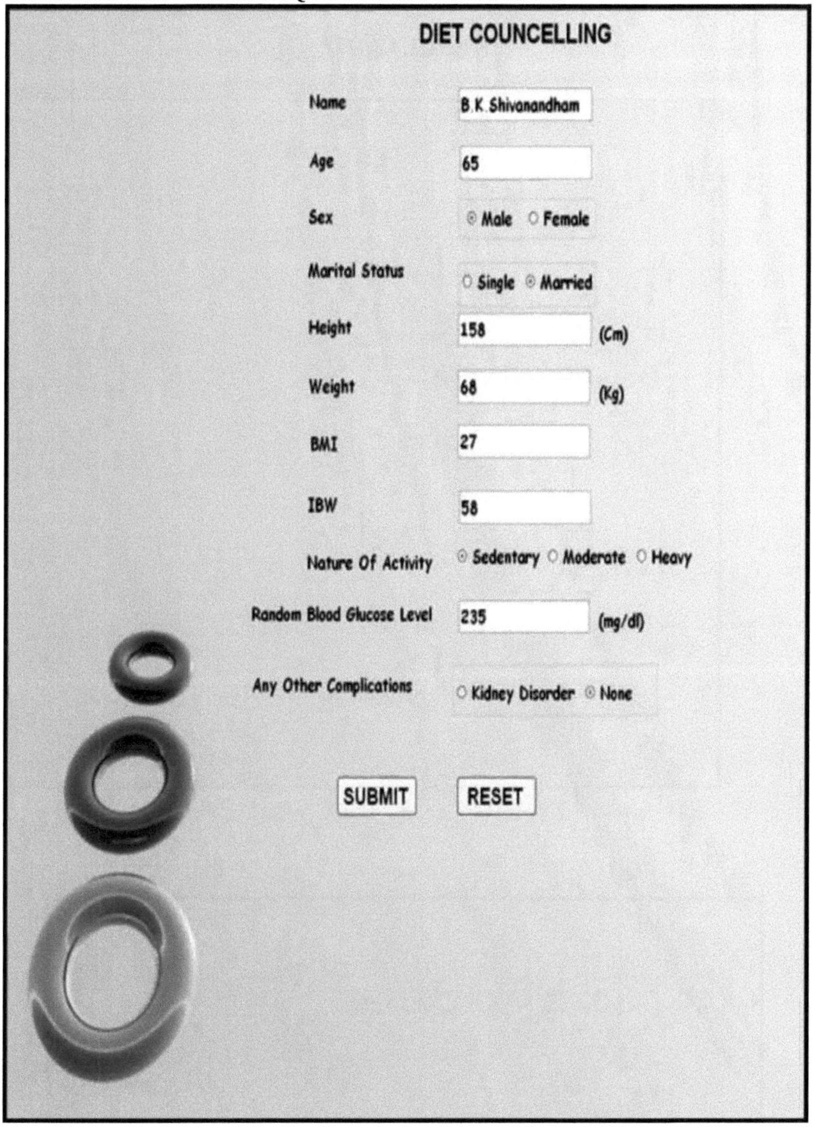

DIET COUNCELLING

Name B.K.Shivanandham

Age 65

Sex ⊙ Male ○ Female

Marital Status ○ Single ⊙ Married

Height 158 (Cm)

Weight 68 (Kg)

BMI 27

IBW 58

Nature Of Activity ⊙ Sedentary ○ Moderate ○ Heavy

Random Blood Glucose Level 235 (mg/dl)

Any Other Complications ○ Kidney Disorder ⊙ None

SUBMIT RESET

PLACA N.O XVI

RESULTADO

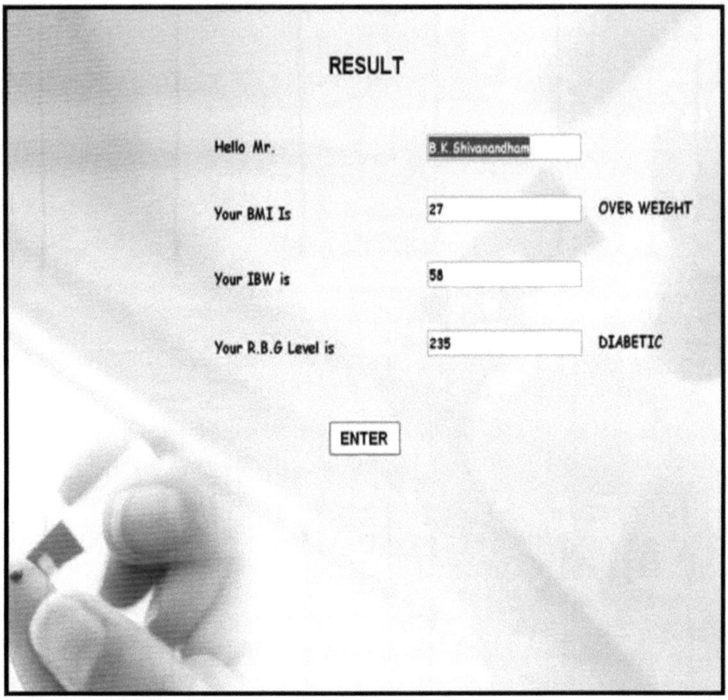

RESULT

Hello Mr. B.K. Shivanandham

Your BMI Is 27 OVER WEIGHT

Your IBW is 58

Your R.B.G Level is 235 DIABETIC

ENTER

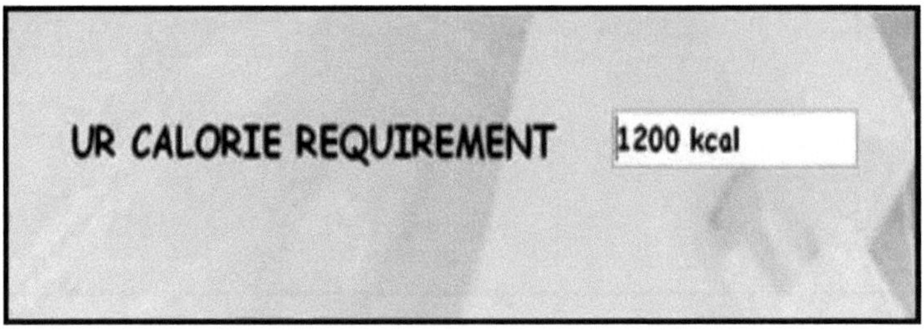

UR CALORIE REQUIREMENT 1200 kcal

MENUS APRESENTADOS DE ACORDO COM AS NECESSIDADES CALÓRICAS DO INDIVÍDUO

PLACA N.O XVII

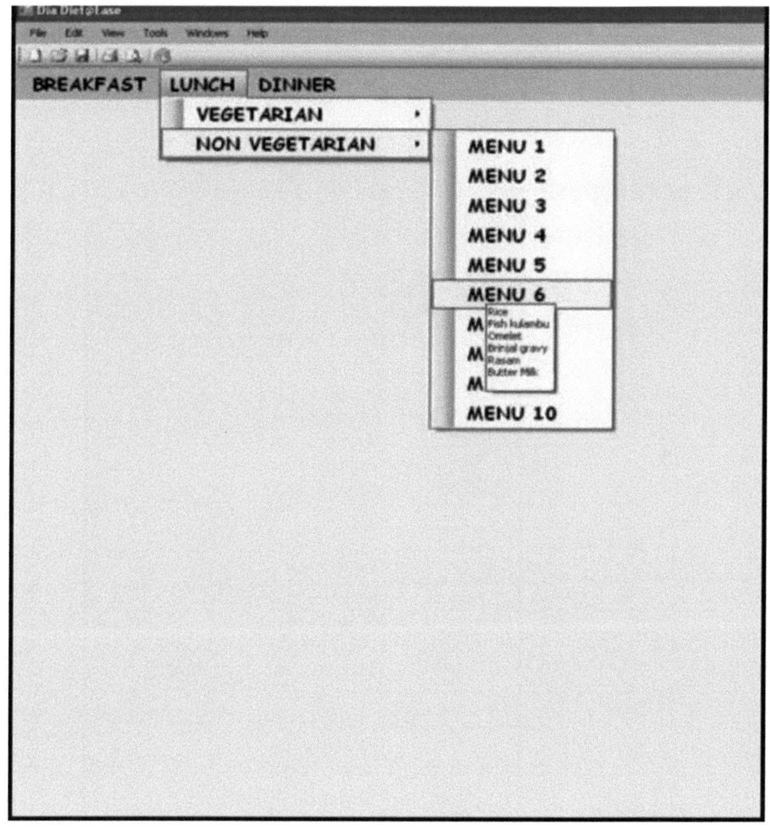

PLACA N.O XVIII
MENU APRESENTADO PARA ACRESCENTAR NA LISTA FINAL

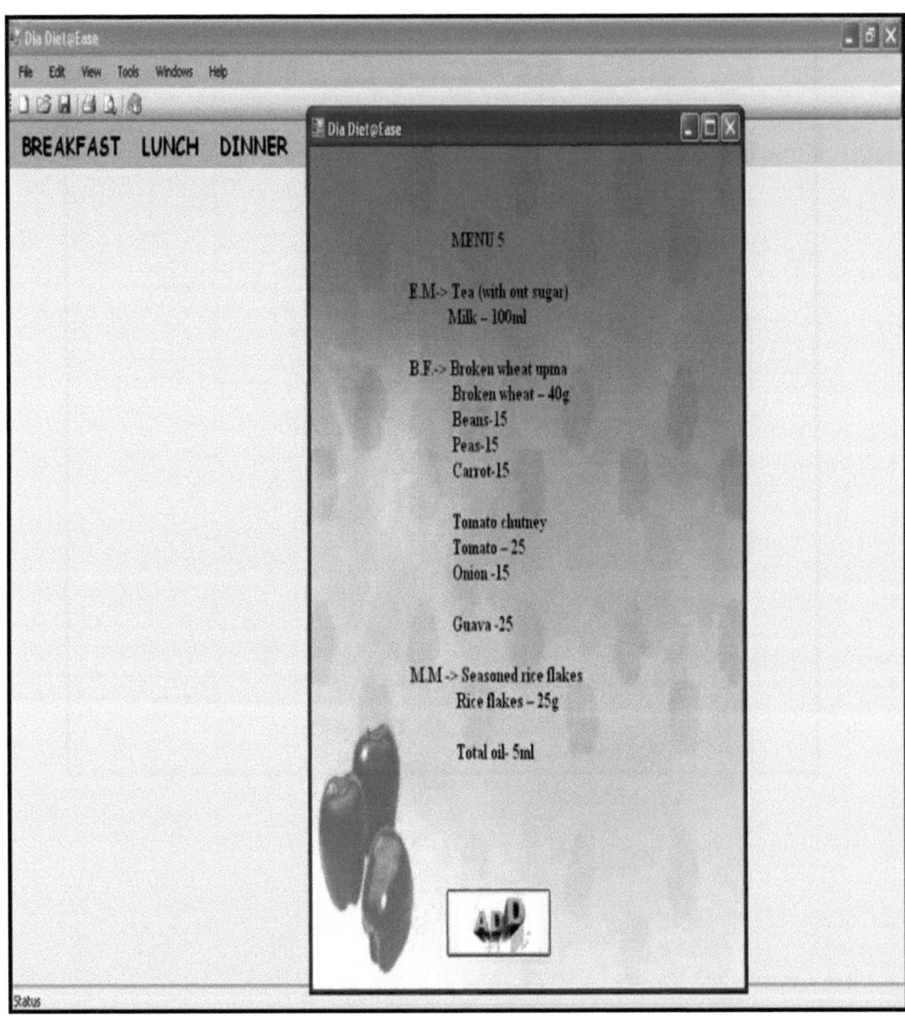

PLACA NO XIX

LISTA DEFINITIVA DOS MENUS DO DIA

PLACA N.O XVII

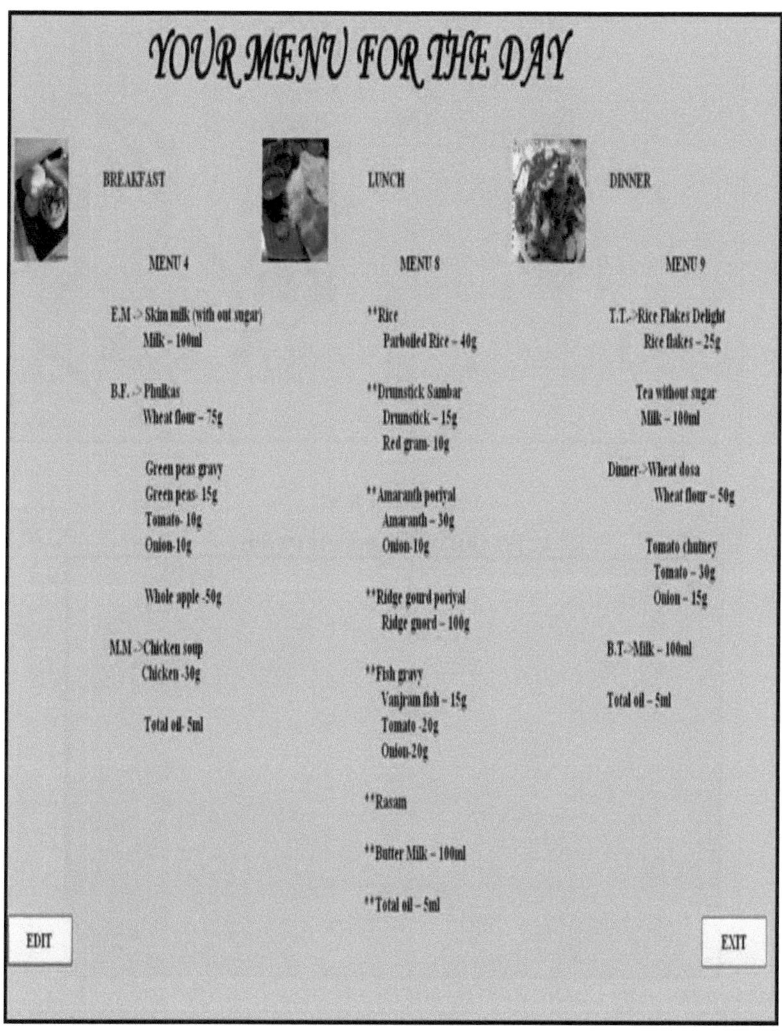

ECRÃ FINAL DO SOFTWARE DIA DIET @ EASE

WISHING YOU A HEALTHY DIETING!
Try out other menus and remain free from diab
complications in the days to come!!!
HOME
Cure Diabetes
By
B.S.Ashwini Saras
Emerging Nutritionist

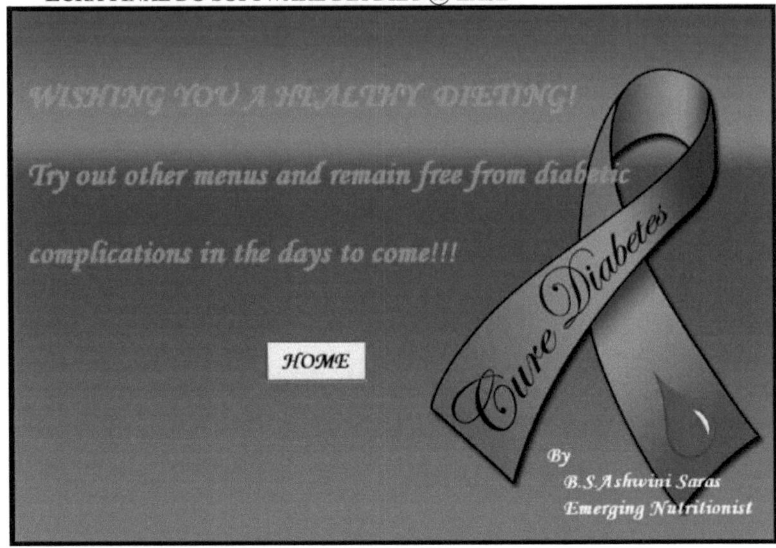

PLACA NO XXI

ACEITABILIDADE DO SOFTWARE

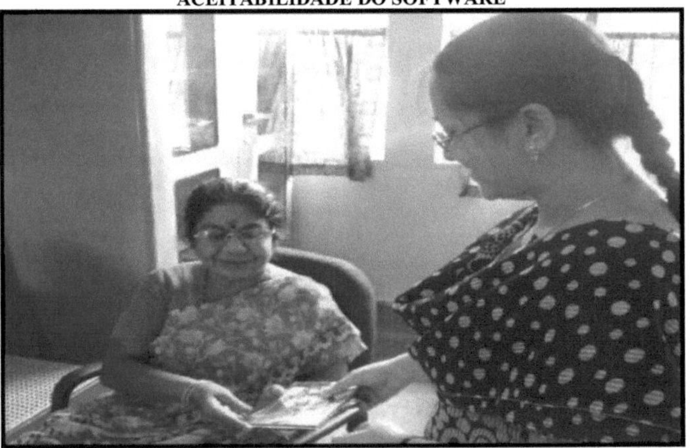

4.2 IMPACTO DA IMPLEMENTAÇÃO DO SOFTWARE DESENVOLVIDO EM AUMENTAR A SENSIBILIZAÇÃO PARA A DIABETES ENTRE OS INDIVÍDUOS SELECCIONADOS

Através da aplicação de um questionário estruturado, foi avaliado o conhecimento dos sujeitos sobre a Diabetes Mellitus, a sua gestão dietética e os seus vários conceitos antes e depois da exposição ao software. Após submeter os resultados consolidados a uma análise estatística, estes são classificados e discutidos de seguida.

4.2.1 CONSCIENCIALIZAÇÃO SOBRE A DIABETES MELLITUS ANTES DA EXPOSIÇÃO A SOFTWARE

A percentagem de indivíduos que estão conscientes e não estão conscientes da Diabetes Mellitus antes da exposição ao software é apresentada na Figura 3

Figura 3

Sensibilização para a Diabetes Mellitus antes da exposição ao software

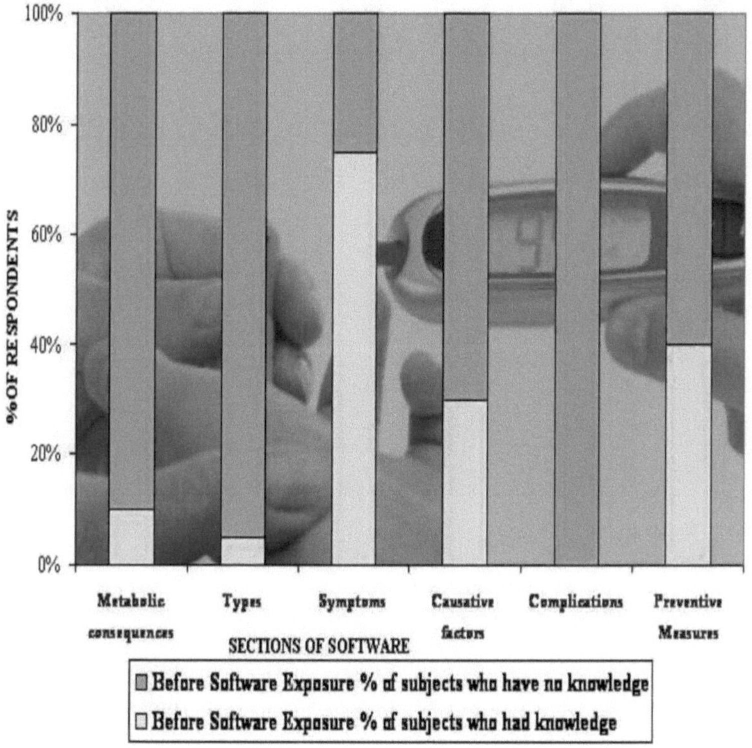

A partir dos resultados, compreende-se claramente que a percentagem de indivíduos que tinham conhecimentos sobre a Diabetes Mellitus antes da exposição ao software (BSE) era inferior à percentagem de indivíduos que tinham conhecimentos sobre a Diabetes Mellitus após a exposição ao software (ASE).

4.2.2 CONSCIENCIALIZAÇÃO SOBRE DIABETES MELLITUS APÓS EXPOSIÇÃO A

SOFTWARE

A figura 4 representa a percentagem de indivíduos que estão conscientes e não estão conscientes sobre a Diabetes Mellitus após a exposição ao software

Figura 4
Sensibilização para a Diabetes Mellitus após exposição a software

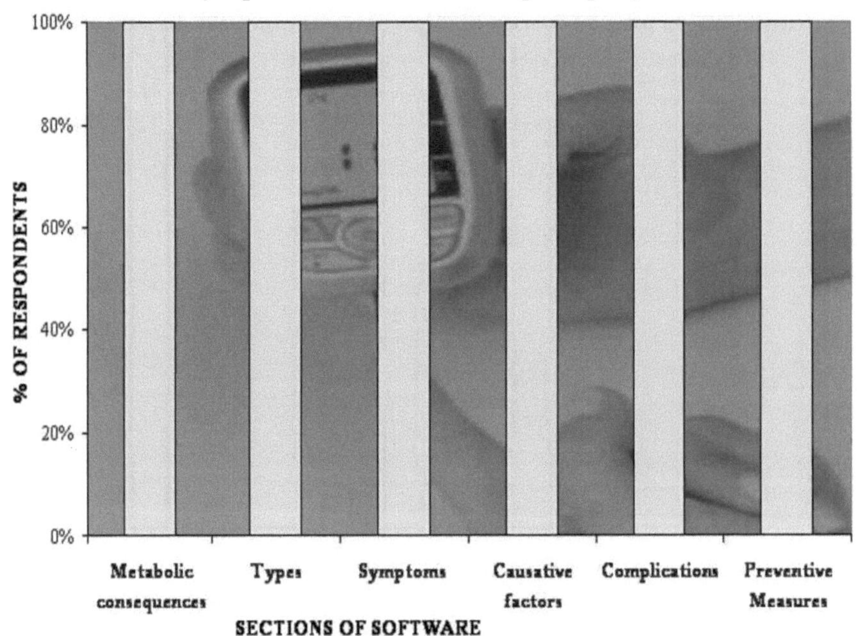

□ Após a exposição ao software % de indivíduos que tinham conhecimento

Os resultados mostram claramente que todos os sujeitos (100 %) tinham conhecimentos sobre a Diabetes Mellitus após a exposição a software (ASE).

INFERÊNCIA ESTATÍSTICA PARA O SOFTWARE DESENVOLVIDO

As respostas dadas às perguntas individuais do questionário foram consolidadas separadamente no que diz respeito aos conhecimentos adquiridos sobre a Diabetes Mellitus e foi aplicado o teste "t" de amostras emparelhadas. Os resultados são discutidos a seguir. A Tabela 8 mostra a significância estatística das pontuações atribuídas obtidas sobre o conhecimento das consequências metabólicas da Diabetes Mellitus antes e depois da exposição ao software

Quadro 8

Significância estatística das pontuações atribuídas obtidas sobre o conhecimento das consequências metabólicas da Diabetes Mellitus antes e depois do software exposição.

N.º total de indivíduos em estudo	BSE (Média ± S.D.)	ASE (Média ± S.D.)	Diferença média	't' valor	Significativo (2-tailed)
20	2.30 ± 0.92	5.00 ± 0.00	2.70	13.077	0.00*

* Nível de significância de 5%

A partir da tabela acima, é evidente que as pontuações médias obtidas pelos inquiridos sobre o conhecimento das consequências metabólicas da Diabetes Mellitus após a exposição ao software (ASE) são mais elevadas (5,00 ± 0,00) do que as pontuações médias obtidas pelos inquiridos antes da exposição ao software (BSE) (2,30 ± 0,92) e existe um nível de significância de 5%.

Isto indica fortemente que a introdução de informação breve e facilmente compreensível com animações e figuras de apoio desempenhou um papel importante na sensibilização para as consequências metabólicas da Diabetes Mellitus.

A significância estatística das pontuações atribuídas obtidas sobre o conhecimento dos tipos de Diabetes Mellitus antes e depois da exposição ao software é apresentada na tabela 9

Quadro 9

Significância estatística das pontuações atribuídas obtidas no conhecimento dos tipos de Diabetes Mellitus antes e depois da exposição ao software.

N.º total de indivíduos em estudo	BSE (Média ± S.D.)	ASE (Média ± S.D.)	Diferença média	't' Valor	Significativo (2-tailed)
20	2.15 ± 0.67	5.00 ± 0.00	2.85	19	0.00*

* Nível de significância de 5%

A partir da tabela acima, infere-se que as pontuações médias obtidas pelos inquiridos sobre os conhecimentos relativos aos diferentes tipos de Diabetes Mellitus após a exposição ao software (ASE) são mais elevadas (5,00 ± 0,00) do que as pontuações médias obtidas antes da exposição ao software (BSE) (2,15 ± 0,67) e há um nível de 5% de significado.

Isto mostra claramente que a informação abrangente com imagens e animações atractivas introduzidas no software ajudou os sujeitos a tomarem conhecimento dos tipos de Diabetes Mellitus de uma forma compreensível. Um estudo revelou que o Computer - Prompted Diabetes Care (CPDC), um programa de software multifacetado concebido para os serviços de cuidados de saúde, para prestar cuidados abrangentes e exactos à Diabetes através da utilização de mensagens em tempo real, no ecrã, específicas para cada situação, foi considerado uma ferramenta eficaz e aceitável para melhorar a qualidade dos cuidados à Diabetes (Michael Spero *et al.*, 1998).

A significância estatística das pontuações atribuídas obtidas sobre o conhecimento dos sintomas da Diabetes Mellitus antes e depois da exposição ao software é apresentada na tabela 10.

Quadro 10

Significância estatística das pontuações atribuídas obtidas no conhecimento dos sintomas da Diabetes Mellitus antes e depois da exposição ao software.

N.º total de indivíduos em estudo	**BSE (Média ± S.D.)**	**ASE (Média ± S.D.)**	**Diferença média**	**'t' Valor**	**Significativo (2-tailed)**
20	4.25 ± 1.33	5.00 ± 0.00	0.75	2.517	0.01*

* Nível de significância de 5%

A partir da tabela acima, é evidente que as pontuações médias obtidas pelos inquiridos sobre o conhecimento dos vários sintomas da Diabetes Mellitus após a exposição ao software (ASE) são mais elevadas (5,00 ± 0,00) do que as pontuações médias obtidas antes da exposição ao software (BSE) (4,25 ± 1,33) e existe um nível de significância de 5%. A diferença média para esta questão sobre os sintomas da doença foi de apenas 0,75, o que mostra que os sujeitos estão conscientes dos sintomas, uma vez que sofrem de pelo menos alguns dos sintomas.

A exposição ao software tornou os sujeitos conscientes dos sintomas desconhecidos e raramente definidos da Diabetes Mellitus. Assim, no que diz respeito ao conhecimento dos sintomas da Diabetes Mellitus, pode concluir-se que houve uma diferença significativa no conhecimento dos sujeitos antes e depois da exposição ao software.

A significância estatística das pontuações atribuídas obtidas sobre o conhecimento das causas da Diabetes Mellitus antes e depois da exposição ao software é apresentada na tabela 11

Quadro 11

Significância estatística das pontuações atribuídas obtidas sobre o conhecimento das causas

da Diabetes Mellitus antes e depois da exposição ao software.

N.º total de indivíduos em estudo	BSE (Média ± S.D.)	ASE (Média ± S.D.)	Diferença média	't' Valor	Significativo (2-tailed)
20	2.45 ± 1.10	5.00 ± 0.00	2.55	10.376	0.00*

* Nível de significância de 5%

A partir da tabela acima, conclui-se que a média das pontuações obtidas pelos inquiridos sobre o conhecimento dos diferentes factores causais da Diabetes Mellitus após a exposição ao software (ASE) é superior (5,00 ± 0,00) à média

pontuações obtidas antes da exposição ao software (EEB) (2,45 ± 1.10). Existe uma diferença significativa ao nível de 5%

Isto mostra que as ilustrações, juntamente com a informação simples e concisa sobre os factores causais da doença elaborada no software, motivaram os espectadores a dispensar tempo para ler os pormenores. Assim, pode concluir-se que se registou um aumento significativo, ao nível de 5%, das pontuações médias após a exposição ao software (ASE).

A Tabela 12 mostra a significância estatística dos escores atribuídos obtidos sobre o conhecimento das complicações do Diabetes Mellitus antes e depois da exposição ao software.

Quadro 12

Significância estatística das pontuações atribuídas obtidas sobre o conhecimento das complicações da Diabetes Mellitus antes e depois da exposição ao software.

N.º total de indivíduos em estudo	BSE (Média ± S.D.)	ASE (Média ± S.D.)	Diferença média	't' Valor	Significativo (2-tailed)
20	2.17 ± 0.67	5.00 ± 0.00	2.85	19	0.00*

* Nível de significância de 5%

A tabela acima revela que as pontuações médias obtidas pelos inquiridos sobre o conhecimento das várias complicações da Diabetes Mellitus após a exposição ao software (ASE) são mais elevadas (5,00 ± 0,00) do que as pontuações médias obtidas antes da exposição ao software (BSE) (2,17 ± 0,67) e existe um nível de significância de 5%.

Apenas alguns dos sujeitos estavam conscientes das complicações da diabetes e dos problemas com ela relacionados. Após a visualização do software, foi criada uma consciencialização sobre as várias complicações da Diabetes Mellitus. Este conhecimento aliviou a ignorância e facilitou aos indivíduos a monitorização periódica do seu estado de saúde para se livrarem das complicações no futuro.

A Tabela 13 mostra a significância estatística das pontuações atribuídas obtidas sobre o conhecimento da prevenção e gestão da Diabetes Mellitus antes e depois da exposição ao software.

Quadro 13

Significância estatística das pontuações atribuídas obtidas sobre o conhecimento da

prevenção e manejo do Diabetes Mellitus antes e depois do software exposição.

N.º total de indivíduos em estudo	BSE (Média ± S.D.)	ASE (Média ± S.D.)	Diferença média	't' Valor	Significativo (2-tailed)
20	3.20 ± 1.51	5.00 ± 0.00	1.80	5.339	0.00*

* Nível de significância de 5%

A partir da tabela acima, é evidente que as pontuações médias obtidas pelos inquiridos sobre os conhecimentos relativos à prevenção e gestão da Diabetes Mellitus após a exposição ao software (ASE) são mais elevadas (5,00 ± 0,00) do que as pontuações médias obtidas antes da exposição ao software (BSE) (3,20 ± 1,51) e existe um nível de significância de 5%.

Isto indica fortemente que o passo simples e as representações figurativas relativas à prevenção e gestão da Diabetes Mellitus transmitiram conhecimentos significativos sobre os aspectos da doença acima referidos após a exposição ao software.

4.3 IMPACTO DA APLICAÇÃO DO SOFTWARE DESENVOLVIDO NO AUMENTO DA SENSIBILIZAÇÃO PARA A GESTÃO DIETÉTICA DA DIABETES ENTRE OS INDIVÍDUOS SELECCIONADOS.

4.3.1 SENSIBILIZAÇÃO PARA A GESTÃO DO REGIME ALIMENTAR E DAS CALORIAS ESPECÍFICAS DIETAS ANTES DA EXPOSIÇÃO AO SOFTWARE

A figura representa a percentagem de indivíduos que estão conscientes e não estão conscientes sobre o controlo dietético da Diabetes Mellitus antes da exposição ao software

software

Figura 5 Sensibilização para a gestão da dieta e para dietas específicas em termos de calorias Antes da exposição ao software

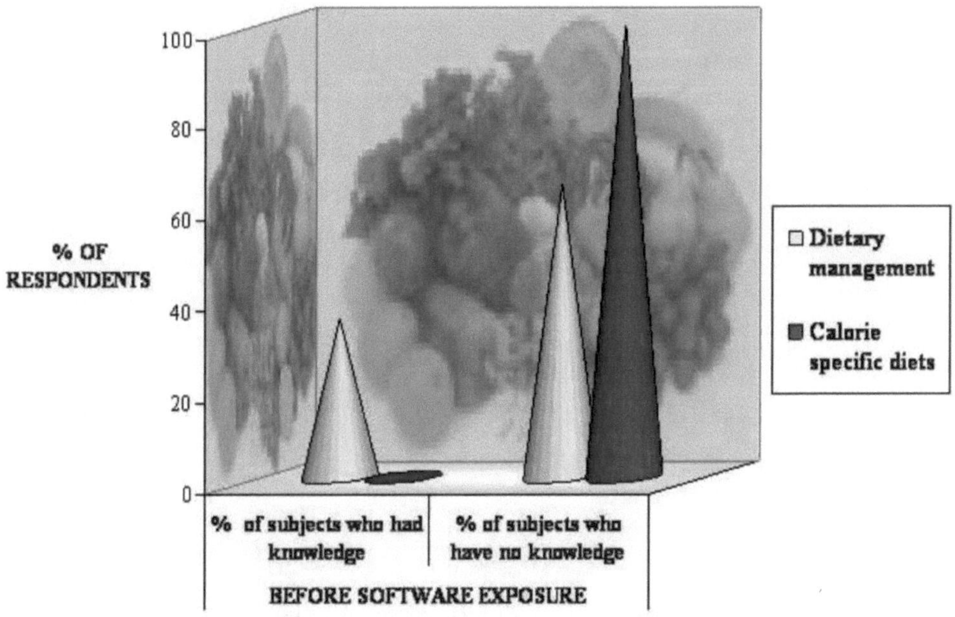

A figura acima mostra que a percentagem de sujeitos que têm conhecimento sobre

A percentagem de indivíduos que não têm conhecimento da gestão da dieta e das dietas específicas de calorias antes da exposição ao software é de 35 por cento e 0, respetivamente. A percentagem de indivíduos que não têm conhecimento da gestão da dieta e das dietas específicas de calorias antes da exposição ao software é de 65% e 100%, respetivamente.

4.3.2 SENSIBILIZAÇÃO PARA A GESTÃO DO REGIME ALIMENTAR E DAS CALORIAS ESPECÍFICAS DIETAS APÓS EXPOSIÇÃO AO SOFTWARE

A figura representa a percentagem de sujeitos que estão conscientes e não conscientes

sobre o controlo dietético da Diabetes Mellitus após exposição a software

Figura 6

Sensibilização para a gestão da dieta e para dietas específicas em termos de calorias Após a exposição ao software

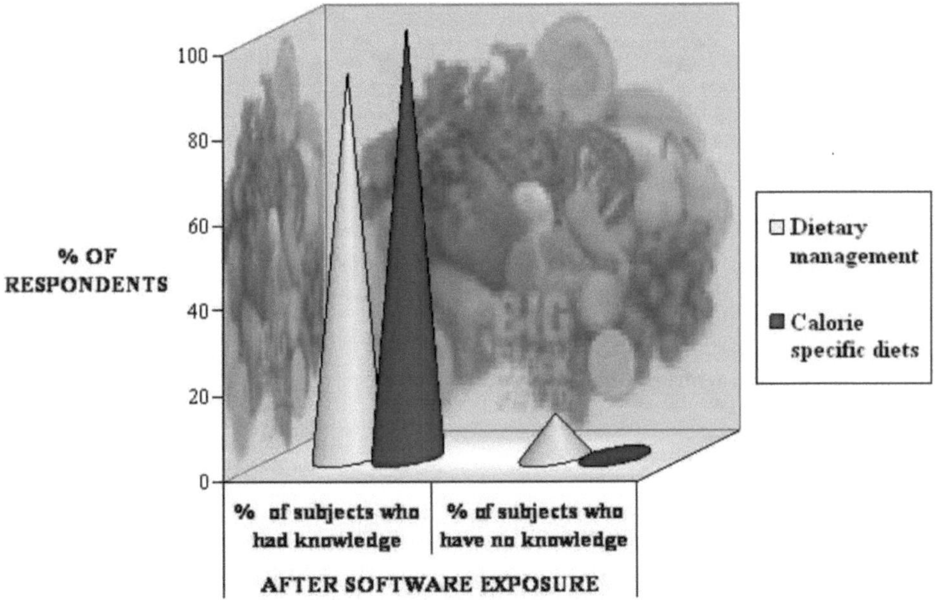

A figura acima mostra que a percentagem de indivíduos que têm conhecimento da gestão da dieta e das dietas específicas de calorias após a exposição ao software é de 90% e 100%, respetivamente. A percentagem de sujeitos que estão

Os conhecimentos sobre gestão dietética e dietas específicas de calorias são 10% e 0, respetivamente.

Isto indica fortemente que os menus fornecidos no software transmitiram consciência aos sujeitos sobre o seu padrão alimentar e os seus próprios menus específicos de calorias, tornando viável para os sujeitos a elaboração dos seus próprios menus baseados na escolha.

INFERÊNCIA ESTATÍSTICA PARA O SOFTWARE DESENVOLVIDO

As respostas dadas às perguntas individuais do questionário foram consolidadas separadamente no que respeita aos conhecimentos adquiridos sobre a gestão dietética e as dietas específicas de calorias para diabéticos, tendo sido aplicado o teste t de amostras emparelhadas. Os resultados são discutidos a seguir.

A Tabela 14 mostra a significância estatística das pontuações atribuídas obtidas sobre o conhecimento da gestão dietética da Diabetes Mellitus antes e depois da exposição ao software.

Quadro 14

Significância estatística das pontuações atribuídas obtidas sobre o conhecimento da gestão dietética da Diabetes Mellitus antes e depois da exposição ao software.

N.º total de indivíduos em estudo	BSE (Média ± S.D.)	ASE (Média ± S.D.)	Diferença média	't' valor	Significativo (2-tailed)
20	3.05 ± 1.47	4.70 ± 0.92	1.65	4.819	0.00*

* Nível de significância de 5%

A partir da tabela acima, é evidente que as pontuações médias obtidas pelos inquiridos sobre os conhecimentos relativos à gestão dietética da Diabetes Mellitus após a exposição ao software são mais elevadas (4,70 ± 0,92) do que as pontuações médias obtidas antes da exposição ao software (3,05 ± 1,47) e existe um nível de significância de 5%. Isto mostra que os diferentes tipos de menus com diferentes escolhas apresentados no software tiveram um impacto positivo no conhecimento dos sujeitos do relativamente à gestão da dieta.

Uma intervenção centrada no paciente e assistida por computador foi eficaz na melhoria dos resultados da auto-gestão da diabetes, em parte porque aumentou a perceção dos pacientes de que a sua autonomia era apoiada, o que alterou a competência percebida. Estes resultados apoiam o modelo de autodeterminação para a mudança de comportamentos de saúde e o modelo de cuidados crónicos e apoiam o estudo mais aprofundado da utilização destas tecnologias para motivar os doentes a melhorar os seus resultados de saúde (Williams e Lynch, 2007).

A Tabela 15 mostra a significância estatística das pontuações atribuídas obtidas sobre o conhecimento da gestão dietética da Diabetes Mellitus antes e depois da exposição ao software.

Quadro 15

Significância estatística das pontuações atribuídas obtidas sobre o conhecimento da gestão dietética da Diabetes Mellitus antes e depois da exposição ao software.

N.º total de indivíduos em estudo	BSE (Média ± S.D.)	ASE (Média ± S.D.)	Diferença média	't' Valor	Significativo (2-tailed)
20	2.15 ± 0.67	5.00 ± 0.00	2.85	19	0.00*

* Nível de significância de 5%

A partir da tabela acima, é evidente que as pontuações médias obtidas pelos inquiridos sobre o conhecimento de dietas específicas em termos de calorias para a Diabetes Mellitus após a exposição ao software são mais elevadas (5,00 ± 0,00) do que as pontuações médias obtidas antes da exposição ao software (2,15 ± 0,67) e existe um nível de significância de 5%.

Isto mostra que os menus específicos de calorias apresentados no software com base nas entradas dadas pelos inquiridos influenciaram positivamente o conhecimento dos sujeitos relativamente a dietas específicas de calorias. A apresentação dos menus de forma atractiva, com imagens coloridas , despertou o interesse dos inquiridos e, consequentemente, aumentou os seus conhecimentos sobre dietas específicas em termos de calorias.

Uma breve intervenção assistida por computador orientada para os doentes diabéticos melhorou a qualidade dos cuidados com a diabetes. Esta intervenção pode ser realizada de forma consistente num espetro de contextos de prática, de modo a sensibilizar muitos grupos de pessoas (Glasgow, 2004).

Assim, com base nos resultados acima referidos, uma vez que existe um nível de significância de 5%, a hipótese nula é rejeitada e a hipótese alternativa que afirma "Existe impacto do software na sensibilização para a Diabetes e a sua gestão dietética" foi aceite.

Assim, o software desenvolvido "Dia Diet @ Ease" sobre aconselhamento dietético para diabéticos teve um impacto significativo no aumento da sensibilização e dos conhecimentos sobre a Diabetes Mellitus, nomeadamente os tipos, as causas, os sintomas, as complicações, a prevenção e a gestão, a gestão dietética e a melhoria dos conhecimentos sobre a gestão dietética da doença.

O software 'Dia Diet @ Ease' sobre conselhos dietéticos para diabéticos é um software exemplar, de fácil utilização, que justifica adequadamente a sua nomenclatura, ou seja, Dieta para a Diabetes, que pode ser adoptada e adaptada facilmente, mesmo por um leigo não nutricionista, dando um impulso ao facto de a dieta ser a âncora no tratamento da Diabetes.

4.4 ACEITABILIDADE DO SOFTWARE

Todos os sujeitos hiperglicémicos, escolhidos para a aplicação do software, consideraram que o software "Dia Diet @ Ease" sobre conselhos dietéticos para diabéticos era fácil de manusear e que a utilização de hiperligações nos locais apropriados os ajudava a avançar ou recuar no software com muita facilidade. Dezassete inquiridos consideraram que o tempo consumido para visualizar o software foi satisfatório e os restantes três consideraram que foi mais longo e elaborado. Todos os sujeitos comentaram que a informação apresentada no software era fácil de compreender e que o texto colorido, as imagens e as animações e ilustrações simples lhes incutiram o desejo de pôr em prática os menus feitos à medida.

Dezoito sujeitos expressaram a sua opinião de que o conteúdo do software era muito abrangente, informativo e significativo para aumentar a consciencialização sobre a Diabetes Mellitus, a sua gestão dietética e as suas medidas de precaução. Os restantes dois sujeitos consideraram que os conteúdos poderiam ter sido ainda mais breves.

Um dos métodos de aprendizagem recomendados é a auto-exploração. Através da auto-exploração do conhecimento, a nova compreensão do assunto pode ser construída de forma mais eficaz (Plomp e Ely, 1996).

Todos os vinte inquiridos consideraram que o aconselhamento dietético fornecido pelo software os ajudou a auto-avaliarem-se e a analisarem-se a si próprios. A recomendação de dietas específicas em termos de calorias fornecida pelo software, com base nas entradas preenchidas pelo indivíduo que o utiliza, foi bastante atractiva para todos os sujeitos. Os sujeitos ficaram impressionados com os 10 menus específicos em termos de calorias que o software lhes forneceu, incluindo manhã cedo, pequeno-almoço, meio da manhã, almoço, hora do chá, jantar e hora de dormir. Todos os sujeitos sentiram que, com a ajuda deste tipo de software, poderão planear os seus próprios menus diários específicos em termos de calorias de uma forma confortável.

Todos os sujeitos apreciaram os esforços inovadores do investigador no desenvolvimento do software, "Dia Diet @ Ease" e afirmaram que o resultado global do software foi muito bom e satisfatório. Afirmaram também que, com todas estas caraterísticas adicionais e atractivas incorporadas no software recentemente desenvolvido, este pode ser indubitavelmente utilizado como uma ajuda adicional na sensibilização para a Diabetes Mellitus e para a sua gestão dietética, não só para os indivíduos hiperglicémicos, mas também para o público em geral não diabético.

Assim, os resultados acima referidos do estudo "Desenvolvimento do software 'Dia Diet @ Ease' para aconselhamento dietético dos diabéticos" permitiram chegar a conclusões significativas, tais como

- Influência positiva do software na melhoria dos conhecimentos dos sujeitos hiperglicémicos sobre a Diabetes Mellitus
- Aumento significativo do conhecimento dos sujeitos selecionados sobre gestão de dietas e dietas específicas de calorias individualizadas após a exposição ao software.
- Uma grande procura do software desenvolvido por parte de todos os sujeitos que o utilizaram e também por outras pessoas que tomaram conhecimento do software.

Capítulo 5

RESUMO E CONCLUSÕES

O estudo intitulado "Desenvolvimento de um software 'Dia Diet @ Ease' sobre aconselhamento dietético para diabéticos" foi realizado em duas fases

i) Desenvolvimento do software

ii) Estudar o impacto do software no aumento da consciencialização sobre a Diabetes e a sua gestão dietética através da implementação do software.

As principais conclusões da Fase I do presente estudo são as seguintes

^ A preparação e o desenvolvimento do software foi um trabalho bem planeado e organizado realizado pelo investigador e as fases iniciais envolveram a recolha de ideias, a recolha de informações sobre a Diabetes Mellitus e a sua gestão dietética e a identificação do software a ser utilizado para o desenvolvimento e conceção da plataforma.

^ Após uma extensa revisão da literatura, o conteúdo da matéria textual a apresentar no software foi organizado e apresentado de forma simples, breve e compreensível.

^ Os conteúdos foram apresentados numa ordem sequencial e cada quadro foi enriquecido com fotografias e imagens relevantes. Foram também efectuadas animações simples para determinados assuntos textuais. Foram selecionadas e incluídas no software imagens de fundo relevantes para o estudo.

^ O conteúdo do software era sobre a Diabetes Mellitus, o tipo de Diabetes Mellitus, as suas causas, sintomas, complicações, prevenção e gestão e

aconselhamento dietético. A parte do software relativa ao aconselhamento dietético foi o principal trabalho efectuado pelo investigador.

^ A parte de aconselhamento dietético solicita ao utilizador todas as entradas pessoais, tais como nome, idade, sexo, estado civil, altura, peso, natureza da atividade, quaisquer outras complicações e o software processa todas as entradas como dados de entrada.

^ Com base na altura, no peso e noutras entradas, são apresentados o IMC e o IBW da pessoa. Depois de todas as entradas terem sido preenchidas e submetidas, é apresentado o formulário seguinte que mostra o nome da pessoa, o IMC, o IBW e se a pessoa é ou não diabética e o estado do peso.

^ Uma vez apresentado este formulário, deve ser clicado o botão **Enter**, que conduz o utilizador ao formulário seguinte, no qual são apresentadas as calorias individuais recomendadas para a pessoa.

^ Quando se clica no botão de hiperligação, são apresentados os menus de calorias específicos com base nas entradas individuais e são apresentadas várias opções para os menus, para que os indivíduos possam selecionar o seu próprio menu com base na escolha.

^ Todas estas actividades foram realizadas pelos utilizadores, o que lhes despertou o interesse em continuar a utilizá-lo. Os utilizadores podem navegar pelos conteúdos do software num ambiente interativo através das funcionalidades de hiperligação fornecidas pelo software.

^ Após a integração de todas as funcionalidades acima referidas, o software recém-desenvolvido era um conjunto de formulários inovadores, dinâmicos e coloridos com uma grande quantidade de informação que abrangia todos os conceitos da Diabetes Mellitus e da sua gestão dietética.

^ Assim, como diz John Dewey "Todos os grandes avanços na ciência resultam de uma nova audácia da imaginação.", a investigadora juntou todas as suas técnicas inovadoras para criar um excelente software, cujo feedback foi apresentado na Fase II sob o título "Impacto do software no aumento da sensibilização para a Diabetes e para a sua gestão dietética através da implementação do software".

-* A segunda fase do estudo consistiu em avaliar o impacto do projeto desenvolvido no aumento da consciencialização sobre a Diabetes Mellitus e a sua gestão dietética através da implementação do software em indivíduos hiperglicémicos selecionados. Para estudar o impacto do software , foi aplicado aos indivíduos em estudo um questionário pré-estruturado sobre a Diabetes Mellitus e a sua gestão dietética.

-* Um total de 20 indivíduos (hiperglicémicos) foram escolhidos por método de amostragem conveniente. Os seus conhecimentos sobre a Diabetes Mellitus e a sua gestão dietética foram analisados através de um questionário pré-estruturado.

-* Em seguida, o software foi implementado em indivíduos hiperglicémicos selecionados permitindo-lhes utilizar o software desenvolvido.

-* Os sujeitos tomaram conhecimento de certos factos raramente conhecidos sobre a Diabetes

Mellitus e o seu controlo dietético.

-* Após o período de implementação, foi aplicado um questionário posterior aos vinte sujeitos selecionados para avaliar os conhecimentos adquiridos pelos sujeitos após a exposição ao software.

A resposta dada pelos sujeitos através do questionário antes da exposição ao software (BSE) e após a exposição ao software (ASE) foi consolidada e os dados foram analisados estatisticamente através do teste t de amostras emparelhadas.

As principais conclusões da Fase II do presente estudo são enumeradas a seguir.

9 A média das pontuações obtidas pelos inquiridos sobre o conhecimento das ***consequências metabólicas*** da Diabetes Mellitus BSE foi de 2,30 ± 0,92, enquanto a média das pontuações obtidas ASE foi de 5,00 ± 0,00.

9 A média das pontuações obtidas pelos inquiridos sobre o conhecimento dos ***tipos de Diabetes Mellitus*** BSE foi de 2,15 ± 0,67, enquanto a média das pontuações obtidas ASE foi de 5,00 ± 0,00.

9 A média das pontuações obtidas pelos inquiridos sobre o conhecimento dos ***sintomas da Diabetes Mellitus*** BSE foi de 4,25 ± 1,33, enquanto a média das pontuações obtidas ASE foi de 5,00 ± 0,00.

9 A média das pontuações obtidas pelos inquiridos sobre o conhecimento das ***causas da Diabetes Mellitus*** BSE foi de 2,45 ± 1,10, enquanto a média das pontuações obtidas ASE foi de 5,00 ± 0,00.

9 A média das pontuações obtidas pelos inquiridos sobre o conhecimento das ***complicações da Diabetes Mellitus*** BSE foi de 2,17 ± 0,67, enquanto a média das pontuações obtidas ASE foi de 5,00 ± 0,00.

9 A média das pontuações obtidas pelos inquiridos sobre o conhecimento da ***prevenção e gestão da Diabetes Mellitus*** BSE foi de 2,17 ± 0,67, enquanto a média das pontuações obtidas ASE foi de 5,00 ± 0,00.

9 A média das pontuações obtidas pelos inquiridos sobre o conhecimento da ***gestão dietética da Diabetes Mellitus*** BSE foi de 3,05 ± 1,47, enquanto a média das pontuações obtidas ASE foi de 4,70 ± 0,92.

9 As pontuações médias obtidas pelos inquiridos sobre o conhecimento de ***dietas específicas de calorias na Diabetes Mellitus*** BSE foram 2,15 ± 0,67, enquanto as pontuações médias obtidas após a exposição ao software foram 5,00 ± 0,00.

Assim, as pontuações médias mais elevadas obtidas pelos inquiridos selecionados após a exposição ao software indicam que a breve informação sobre a Diabetes Mellitus com animações e ilustrações simples utilizadas no software permitiu que os inquiridos adquirissem uma melhor compreensão sobre a Diabetes Mellitus e a sua gestão dietética utilizando o software desenvolvido Dia Diet @ Ease.

и A significância estatística das diferenças entre as pontuações obtidas pelos inquiridos antes da exposição ao software e depois da exposição ao software é determinada através do teste t de amostras emparelhadas.

и É evidente que as pontuações médias obtidas sobre o conhecimento da Diabetes Mellitus e sua gestão dietética BSE é maior do que após a exposição ao software.

Como o valor médio 't' calculado é superior (11,6) ao valor da tabela (1,76), a hipótese nula foi rejeitada e a hipótese alternativa foi aceite. Isto indica fortemente que a capacidade de compreensão e a clareza de conceitos dos sujeitos sobre a doença e a sua gestão são melhoradas pelo software desenvolvido Diabetes Diet @ Ease.

CONCLUSÃO

^ A introdução de computadores e software no domínio da educação permite que os educadores transmitam conhecimentos de forma mais dinâmica através de informação enriquecida pelos meios de comunicação, o que incentiva o indivíduo a aprofundar a aprendizagem e a tomar consciência dos conceitos de forma mais eficaz, adaptando-os aos seus diferentes padrões de aprendizagem.

^ As simulações de software podem colocar instantaneamente os alunos num ambiente onde podem descobrir e explorar mais conhecimentos de forma ativa, melhorando a qualidade da educação e aumentando a sensibilização para os principais conceitos da informação.

^ As animações e ilustrações auto-explicativas permitem que o indivíduo comunique as suas ideias de forma mais eficaz e informativa. Assim, o desenvolvimento de software é uma abordagem baseada em recursos que utiliza vários hipermédias para proporcionar maiores oportunidades de modos de aprendizagem independentes e flexíveis.

^ Para pôr em prática as discussões acima referidas, o investigador no presente estudo tentou desenvolver um software significativo através do qual o doente, bem como o prestador de cuidados, estarão conscientes da doença - Diabetes Mellitus e da sua gestão dietética.

^ Pode concluir-se enfaticamente que o software desenvolvido "Dia Diet @ Ease" sobre aconselhamento dietético para diabéticos teve um impacto significativo impressionante no aumento da sensibilização e dos conhecimentos sobre a Diabetes Mellitus, nomeadamente tipos, causas, sintomas, complicações, prevenção e gestão, aconselhamento dietético e melhoria dos conhecimentos sobre a gestão dietética da doença.

^ O software 'Dia Diet @ Ease' sobre conselhos dietéticos para diabéticos é um software exemplar, de fácil utilização, que justifica adequadamente a sua nomenclatura, ou seja, **Dieta para a Diabetes**, que pode ser adoptada e adaptada **facilmente**, mesmo por um leigo não nutricionista, dando um impulso ao facto de a dieta ser a âncora no tratamento da diabetes.

^ Todos os sujeitos hiperglicémicos, escolhidos para a aplicação do software, consideraram que o software "Dia Diet @ Ease" sobre conselhos dietéticos para diabéticos era fácil de manusear e que a utilização de hiperligações em locais apropriados os ajudava a avançar ou recuar no software muito facilmente. A informação apresentada no software era fácil de compreender e o texto colorido, as imagens e as animações e ilustrações simples incutiram nos participantes o desejo de pôr em prática os menus personalizados.

BIBLIOGRAFIA

Ш Adler, A.I., Stratton, M., Neil, H.A., Holman, R.R. (2000). Associação da pressão arterial sistólica com complicações macro vasculares e micro vasculares do Diabetes Tipo II. BMJ.

Volume 21: 321 (7258): 412 - 9.

Ajay Sood. (1989). Computadores na Gestão da Diabetes. Departamento de Endocrinologia e Diabetes, Instituto de Ciências Médicas de Toda a Índia, Nova Deli, Índia.

Associação Americana de Diabéticos (1999). Recomendações para a prática clínica. Diabetes Care Vol 22 (suppl) Pp S56 - S59.

American Diabetic Association (2003), Standards of medical care for patients with Diabetes Mellitus. Clinical Diabetes , Volume 21, No: 1.

Andreeli, F (2000), Redução de complicações com diabetes de HbA1c e pressão arterial. Diabetes e Metabolismo. junho; 26 Suppl 3:24-7.

Ashok Kumar das e Maneesh Rai (2007), Standards of medical care in diabetes. Diabetes Care 30: Pp 40 - 41.

Ashok kumar das, Maneesh rai, (2008), Um mundo sem diabetes e suas complicações: um programa preventivo. Diabetes tipo 2 e as suas complicações: Um programa preventivo, publicado por Micro Labs Limited, Bangalore.

Balachandran.V (2004). Resistência à insulina e suas aplicações clínicas, fórum Diabetes, Pp 2.

Bharani. (2004). Uma doença evitável Diabetes Mellitus Tipo II, Publicação da Associação Médica Indiana, Thiruchirapalli.

Bloom et al., (2002). Williams obstetrics, 22 EDT, capítulo 52, Cunningham, Leveno, Pp.1169 - 1187.

Brown.S.A, (1999) Intervenções para promover a auto-gestão da diabetes: State of science. Diabetes Educ 25 (Suppl): 52 - 61.

Brug, J., Oenema, A.M. e Campbell, M. (2003). "Passado, presente e futuro da educação nutricional adaptada ao computador: uma revisão da literatura". In American Journal of Clinical Nutrition. Vol. 77(Suppl):1028S-1034S.

Byene.M.M, Sturisd. J, Menzel.S, Ymagata.K, Fajans.S.S, Dronsfield.M.J, *et al.* Resposta alterada da secretária de insulina à glicose em indivíduos diabéticos e não diabéticos com mutações no gene de suscetibilidade à diabetes MODY 3 no cromossoma 20. Diabetes; 45: 1503 - 10.

Carolynn (2000), Nutrição e dietoterapia. 7th Edition. Editores Delmer. Albany: Pp 291 - 310.

Castaldini.M, Saltmarch.M, Luck.S, Sucher.K, (1998), The development and pilot testing of a multimedia CD-ROM for Diabetes Education, Diabetes Educator, 24 (3), 285 - 6, 291 - 2, 295 - 6.

Centro de Controlo e Prevenção de Doenças (2000). National Estimates on Diabetes, departamento de saúde e serviços humanos.

Chaikoolvatana.A, Haddawy.P, (2006), O desenvolvimento de um programa de Aprendizagem Baseada em Computador (CBL) na gestão da diabetes, Jornal da associação médica da Tailândia, outubro. 89 (10): 1742 - 8.

Chern, M.M., Anderson, V.E., Barbosa, J. (1982). Risco empírico para Diabetes insulino-dependente (IDD) em irmãos: definição adicional de heterogeneidade genética. Diabetes, Volume 31, Pp 1115 - 1118.

Dav.J.L, Rayman.G, Hall.L, Davies.P, (1997), "Learning Diabetes"- a Multi media learning package for patients careers and professional to improve chronic disease management, Medical informatics (London), Jan - Mar, 22(1): 91104.

David H.Alpers, William F stenson, Dennis M. Bier (1995), Mannual of nutritional Therapeutics, 4th EDT, Lippincott Williams's publishers.

David H. Alpers, William F. Stenson. Dennis M. Bier. (1986). Manual of nutritional therapeutics, 4th EDT, Lippincott Williams and Wilkins Publishers, A Wolters Kluwer Company.

Ⅲ Davies, J., Kawaguichi, Y., Bennet, S., Copeman, J., Cordell, H., Pritchard, L., Reed, P., et al. (1994). A genome wide search for human Type I Diabetes - susceptibility genes. Nature, Volume 371, Pp 130 - 136.

Ⅲ Dunstan, D., Zimmet, P., Welborn, T. (2002) Et al, the rising prevalence of Diabetes and IGT: The Australian Diabetes, obesity and lifestyle study. Diabetes Care, Vol 25, Pp 829 - 834.

Ⅲ Fagerudd, J.A., Pettersson - Fernholm, K.J., Gronhagen - Riska, C., Groop, P.H. (1999). O impacto de uma história familiar de Diabetes Mellitus tipo II (não dependente de insulina) no risco de nefropatia diabética em pacientes com Diabetes Mellitus tipo I (dependente de insulina) , Diabetolgia, Volume 52, Pp 519 - 526.

Ⅲ Funnell, M.M, Anderson, R.M (2003): Capacitação do paciente: um olhar para trás, um olhar para a frente. Diabetes Educ 29: 454 - 462.

Ⅲ Gala, D.R, Dhiren Gala, Sanjay Gala (2007), Diabetes, hipertensão arterial sem medo, NavNeet Publications, Mumbai, Índia.

Ⅲ Gardner, D.W, Klachko, D.M. (1985). Uma cirurgia de paciente diabético baseada em microcomputador para gerenciamento de pacientes e pesquisa clínica. Actas do nono simpósio anual sobre aplicações informáticas em cuidados médicos, novembro: 87 - 01.

Ⅲ Geoffrey C. Williams, Martin Lynch (2007). Computer assisted intervention improves patient - centered Diabetes care by increasing autonomy support, Health Psychology, Volume 26, No: 6, Pp 728 - 734.

Ⅲ Glasgow, R.E, Nutting, P.A, King, D.K *et al*.(2004). Um ensaio prático randomizado para melhorar os cuidados com o diabetes. J Gen Intern Med. Volume 19, Pp 1167 - 1174.

Ⅲ Gnanam e Antony Stella. (2004), Myths and realities of Distant Education, University News 4 (21) may 34 - 333330; P-7.

Ⅲ Goldstein, B.J. (2000). Revista internacional de prática clínica 54(5). Pp 333 - 7.

- Gopalan, C., Ramasastri, B.V e Balasubramanian, S. C (1991). Nutritive Value of Indian Foods, Instituto Nacional de Nutrição, ICMR, Hyderabad, Índia.
- Gupta, S.P. (1995). Métodos Estatísticos. Revisto 5th EDT, Publicado por Sultan chand e filhos. New Delhi.
- Irl B.Hrisch. (2002). A prevenção da Diabetes Tipo II: Estamos preparados para o desafio? Clinical Diabetes, Volume 20, No: 3.
- Janice R. Hermann (2005), Diet and Diabetes, American Diabetic Association, Clinical Practice Recommendations, Diabetes Care.
- John Hughes, (2006). Diabetes management software, Centro de Tecnologia da Informação, Universidade de Medicina Semmelweis, Hungria.
- John, B.J. (2003). Mulher de 44 anos com história de Diabetes tipo I frágil. Estudos de caso em Diabetes, MD Taylor e Francis Group. Pp 109.
- Johnson.S.C, Aragon.S.R, Shaik.N e Palma - Rivas.N , (2000), Comparative analysis of learner satisfaction and learning outcomes in online and face to face learning environments, Journal of interactive learning research; Vol 11, Pp 29 - 50.
- Karbeck, J.M, (1985). Aplicações informáticas em nutrição clínica, The Journal pf Canadian Dietetic Association, primavera; 46(2): 41-3
- Katherine L. Bate e George Jerums. (2003). Prevenindo complicações do Diabetes, MJA. Vol 179, Pp 498 - 503.
- Kopelman e Hitman. (1998). Diabetes explodindo tipo II. Lancet; 352 (suppl. IV): 5.
- Leese, B, Songer, T, William, R (1997), Federação Internacional de Diabetes e OMS: Gruber WLT, The Economics of Diabetes and Diabetic care- A report of a diabetes health economics study group, Bruxelas: OMS
- Lobach, D.F, Hammond, W.E. (1997) O apoio informatizado à decisão baseado numa diretriz de prática clínica melhora o cumprimento das normas de cuidados. Am J Med., 102:

89 - 98.

Ш Maggio,C.A., Pi - Sunyer, F.X. (1997). A prevenção e o tratamento da Obesidade: Aplicação à Diabetes Tipo II, Diabetes Care, Volume 20, Pp 1744 - 1766.

Ш Mahatab, S, Bamji, N, Prahalad Rao, Vinodini Reddy. (1992), Text book of Human Nutrition, 2nd Edition, Oxford and IBH publishing CO Pvt. Ltd, New Delhi.

Ш Mahtab S.Bamji, N., Pralhad Rao., Vinodini Reddy (1986). Livro de texto de nutrição humana. 2nd EDT, Oxford e IBH publishing cooperative Pvt. Ltd, New Delhi.

Ш Martha, M, Funnel e Robert. M Anderson (2004). Empowerment and self management of Diabetes, Clinical Diabetes, volume 22, No: 3

Ш Mc Cance, D.R, Hanson, R.L, Pettitt, D.J, Bennet, P.H, Hadden. D.R, Knowler, W.C. (1997). Diagnosticar a Diabetes Mellitus - precisamos de novos critérios? Diabetolgia; 40: Pp 247 - 55.

Ш McDonald, C.J., Overhage, J.M., Tierney, W.M., *et al.* (1996), The promise of computerized feed back systems for diabetes care, Ann Intern Med ; 124 :170 - 4.

Ш Metzar, B.E e Coustan, D.M. (1998). Diabetes Mellitus. Diabetes Care: 21 (Suppl: 2): B161 - B167.

Ш Michael J. Fowler (2007). Tratamento da Diabetes Parte I: Dieta e Exercício, Diabetes Clínica, Volume 25.

Ш Michael Spero, Aviva Kenet, Basil Porter (1998), Cuidados com a Diabetes induzidos por computador, prática clínica efectiva, outubro/novembro, Volume 1. No: 2.

Ш Mogyorosi, A e Ziyadeh, F.N. (2001). Neuropatia diabética: No livro de texto de nefrologia, massry, SG, Glasscock, RJ, (Eds): Lippincott Williams and Wilkins: Philadelphia. Pp 874 - 95.

Ш Mohan, V, Premalatha, G, Sastry, N.G (1995). Doença vascular periférica em diabetes mellitus não dependente de insulina no sul da Índia. Investigação e Prática Clínica da

Diabetes. 27:235- 40.

Ⅲ Molbak, A.G, Christace, B., Marner, B, Borch - Johansen, K., Nerup, J .(1994). Incidência de Insulina na Diabetes Mellitus em grupos etários com mais de 30 anos na Dinamarca, Diabetes Med; 11: Pp 650 - 55.

Ⅲ Nihara, S, Inada, H, Tei, S Aono, Isshiki, G, (1987), Application of computer programs in management of diabetic children, Ata Aaediatr Jpn @9: 385 - 392.

Ⅲ Pamela masaon (2002). Dieta e Diabetes, The pharmaceutical journal, Volume 268.

Ⅲ Paneerselvam, (2004), Impact of globalization or human development and education in 21st century, University News, 42 (21) may 24- 30, P-12.

Ⅲ Paul Zimmet, Alberti, K.G.M.M. e Jonathan Shaw. (2001). Global and societal implications of the Diabetes epidemic, Nature, volume 414.

Ⅲ Peters, A.L, Davidson, M.B. (1998). Aplicações de um programa de cuidados geridos para a diabetes, Diabetes care; 21: 1037 - 43.

Ⅲ Plomp, T e Ely, D.P (1996). Enciclopédia Internacional de Tecnologia Educacional, 2nd EDT, Oxford: UK: Elsevier. Pp 233 - 234.

Ⅲ Raghuram.T.C, Swaran Pasricha Sharma, R.D. (1991). Diet and Diabetes, publicado pelo Instituto Nacional de Nutrição, Hyderabad.

Ⅲ Raja (2004), Adult education through mass media role of university and academic in situations, Ind J of Adult Education; Vol 61, No: 4, Pp 57, 58.

Ⅲ Ramachandran.A, *et al.* (2001). Elevada prevalência de diabetes e tolerância à glucose diminuída na Índia: Inquérito Nacional Urbano sobre a Diabetes, Diabetolgia; 44(5): 1094-1101.

Ⅲ Ranjit.K Chandra, (1984) Software Survey Section, Nutrition Research, Vol.4, PP I-III, 1984.

Ⅲ Ratnabali Chakravarthy. (2008). Prevenção antes da conceção: Type II diabetes in women, publicado por Micro Labs limited, Banglore.

Ⅲ Rau, N.R, Shivashankara. (2007). Economic and Social costs of Type 2 Diabetes, Type 2 Diabetes and its Complications: Um programa preventivo, publicado por Micro Labs Ltd, Bangalore.

Ⅲ Richard M. Weild. (2002). Obesidade, Diabetes Tipo II e atividade física - qual é a relação? Diabetolgia, Vol 5, No:2

Ⅲ Richard W.Grant e James B. Meigs, (2002). A utilização de computadores na gestão da diabetes baseada na população, JCOM, julho. Volume - 9, No:7

Ⅲ Rodbard, D, Penick, N, Jaffe, M.L. (1984). Programa de gestão de dados de diabetes disponível para microcomputadores, Diabetes care 7: 401 - 2.

Ⅲ Rubin, R.R., Anderson, R.M., Funnell, M.M., (2002). Colaboração Cuidados com o diabético. Pract Diabetol 21:29 - 32.

Ⅲ Sathish e Nisha (2003). A must for Software professionals, University News, julho- agosto 41 (30).

Ⅲ Sharma, S, Chauhan, K, Rawat, M, (2007). Actas de Nutrição Sociedade da Índia.

Ⅲ Sharp, M.M, Ahmed, K, (1983). Uma aplicação informática para a dieta analysis in clinical nutrition, The Journal of the Canadian Dietetic Association, julho; 44(3); 228-34.

Ⅲ Shaw, T.E., Chrisholm, D.J., Epidemiologia e prevenção da diabetes tipo II e da síndrome metabólica, Med J Aust; Vol 179, Pp 379 - 383

Ⅲ Shubhangini A. Joshi. (2007). Nutrition and dietetics, 8th reprint, Tata McGraw- Hill Publishing company limited.

Ⅲ Srilakshmi, B. (2006). Ciência da Nutrição, Segunda Edição Revisada, New Age international (P) Ltd, publishers, Nova Deli.

Ⅲ Tang, C.H, LiCC, Chang, G.H, Chang, P. (2003). AMIA, Actas do simpósio anual: 1026.

Ⅲ Tracy, L., Setji, M.D, Ann J. Brown, M.B e Mark N. Feingles. (2005). Diabetes Mellitus Gestacional. Clinical Diabetes, Vol 23, No: 1.

Ⅲ Vanitha, M. (2005). Desenvolvimento de um pacote de instrução assistido por computador sobre Diabetes Mellitus e a sua eficácia no ensino. Departamento de Ciências Domésticas, Universidade Feminina Madre Teresa, Kilakarai.

Ⅲ Velumani, S. (2000). Diabetes, Thyro Care Technologies limited.

Ⅲ Watson, E.M, e Margaret W.Thomson. (1951). Hereditariedade e Diabetes, Amer.Jour.Dig.Dis, Vol 7; Pp 44- 49.

Ⅲ Casa Branca, F.W. (1982). Classificação e patogénese da síndrome da diabetes. Uma perspetiva histórica. J. Am. Dietet Ass; 81; 243 - 246.

Ⅲ Yamagata, K, Furuta, H, Oda, N., Kaisak, P.J, Menzel, S, Cox, N.J, *et al* (1996). Mutações na diabetes de início na maturidade dos jovens (MODY 1). Nature; 384: 458 - 60.

Ⅲ Zimmet, P.Z, Tuomi, T, Mackay, Rowely, M.J, Knowles, W, Ohen, M, *et al.* (1994). Diabetes Mellitus Autoimune Latente em Adultos (LADA): O papel dos anticorpos contra a descarboxilase do ácido glutamínico no diagnóstico e na previsão da dependência da insulina. Diabetic Med; 11: Pp 299 - 303.

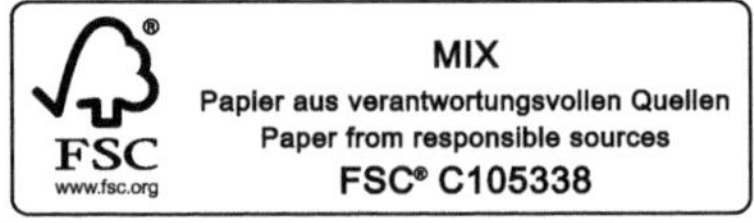

Printed by Books on Demand GmbH, Norderstedt / Germany